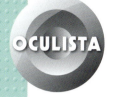

編集企画にあたって…

「古くて新しい感染症」という表現を時々耳にします．かつて偉大なる先人達が起炎微生物を特定し，抗微生物薬の投与で治癒することが判明し，我々人類が克服したと思っていた感染症がリバイバルしてきたとき，そのように表現されます．古くて新しい感染症が起こる原因にはいくつかありますが，微生物の進化の早さや，我々人類の思い込みも原因になります．

1929年にアレクサンダー・フレミングがペニシリンを発見し，1943年にそれが市場に出回ることで多くの細菌感染症の患者が救われました．その功績によって，フレミングは1945年にノーベル賞を受賞しましたが，何と彼はその時点でペニシリン耐性菌の出現を予想しており，同時に「それはペニシリンを乱用する者の責任である」とも述べていました．昨今よく見かける，抗菌点眼薬乱用によって眼表面から耐性菌が分離されている状況は，この世に抗菌薬が初めて登場した75年以上前の時点で，既に警鐘を鳴らされていた事態なのです．細菌は，適切な環境下では20分ごとに分裂増殖する生物ゆえ，その進化のスピードは，人類が新たに抗菌薬を製造開発するスピードを凌駕します．

昨今のウイルス感染症に目を向けると，2016年の夏にリオデジャネイロで開催されたオリンピックでは，中南米でジカ熱が流行していたため屋外競技の選手が出場を辞退するという騒動がありました．当時，112年ぶりにゴルフがオリンピックの正式種目に選出されたそうですが，そのこと以上に，ゴルフのトッププロの出場辞退に注目が集まりました．辞退する理由の本質がどうであれ，そこで世界に周知されたことは，ジカウイルスは蚊が媒介となるということです．こう言われると，蚊に刺されなければジカ熱にはかからないと思い込んでしまいます．しかし2017年のThe Lancet Infectious Diseasesには，男性の精液を介して，性感染症として人から人へジカウイルスが感染する危険を指摘する論文が発表されています．微生物は，我々が思い込んだ隙に，認識とは違った経路で広がっていく可能性を持っています．

このように「然うは問屋が卸さない」感染症をうまく管理するためには，微生物の特徴や，その感染症の臨床的特徴を，温故知新の精神で学ぶことが必須です．本書に掲載されている，温故知新の精神に基づいた玉稿を通して，感染症の奥深さや管理の重要性を再認識し，日々の診療や今後の新たな研究に役立てていただければ幸いです．

2019年2月

江口　洋

KEY WORDS INDEX

和　文

あ

アカントアメーバ • 35, 77
アカントアメーバ角膜炎 • 35
ウイルス • 83
ウイルス性角膜炎 • 21
黄色ブドウ球菌 • 58

か

角膜炎 • 83, 109
角膜掻爬 • 13
角膜内皮炎 • 21
角膜ヘルペス • 21
眼感染症 • 72, 109
カンジダ • 58
感染 • 102
眼内炎 • 95
肝膿瘍 • 58
鏡検 • 28
グラム染色 • 72
経験的治療 • 72
結膜囊拭い液 • 90
原因微生物 • 72
抗菌薬予防的投与 • 95
酵母菌 • 28
コリネバクテリウム • 1
コンタクトレンズ • 35

さ

細菌 • 77, 83
細菌性角膜炎 • 13
細菌性結膜炎 • 1
サイトメガロウイルス • 21
糸状菌 • 28
次世代シークエンス • 90
周術期減菌化 • 95
周術期情報 • 102
術後眼内炎 • 42, 102
硝子体手術 • 42, 48
硝子体内投与 • 48
新型アデノウイルス • 7
真菌 • 77
真菌性角膜炎 • 28
迅速診断キット • 7

水痘・帯状疱疹ウイルス • 21
セフタジジム • 42
線維芽細胞増殖阻害薬 • 48

た, な

単純ヘルペスウイルス • 21
チューブ露出 • 48
ディエスカレーション • 109
塗抹検鏡 • 1, 13, 72
内因性眼内炎 • 58

は

培養 • 13, 28, 77
白内障手術 • 102
発症率 • 102
バンコマイシン • 42
微生物学的検査 • 42
ヒトアデノウイルス • 7
フルオロキノロン • 95
分離培養 • 1
放射状角膜神経炎 • 35
放線菌 • 66
ボリコナゾール • 28

ま, や, ら

マイクロバイオーム • 77, 90
マルチパーパス消毒薬 • 7
マルチパーパスソリューション
　　　　　　　　　　　　• 35
メタゲノム • 90
メタゲノム解析 • 66
薬剤耐性 • 95, 109
淋菌 • 1
涙小管炎 • 66
涙囊炎 • 66, 90
涙囊鼻涙管吻合術 • 66
濾過胞感染症 • 48

欧　文

A

acanthamoeba • 35, 77
acanthamoeba keratitis • 35
Actinomyces • 66
AMR • 109
antibiotic prophylaxis • 95

antibiotic resistance • 95
antimicrobial resistance • 109
antiproliferative agents • 48

B

bacteria • 83
bacterial conjunctivitis • 1
bacterial keratitis • 13
bacterium • 77
bleb-related infection • 48

C

canaliculitis • 66
Candida species • 58
cataract surgery • 102
causative organism • 72
ceftazidime • 42
CMV • 21
conjunctival sac sample • 90
contact lens • 35
corneal endotheliitis • 21
corneal scraping • 13
Corynebacterium • 1
culture • 1, 13, 28, 77
cytomegalovirus • 21

D, E

dacryocystitis • 66, 90
dacryocystorhinostomy • 66
de-escalation • 109
direct microscopic
　　examination • 28
empiric therapy • 72
endogenous endophthalmitis
　　　　　　　　　　　　• 58
endophthalmitis • 95, 102
eye infection • 109

F, G, H

filamentous fungi • 28
fluoroquinolone • 95
fungal keratitis • 28
fungus • 77
Gram staining • 72
herpes simplex virus • 21
herpetic keratitis • 21
HSV • 21

human adenovirus • 7

I, K, L
incidence • 102
infection • 102
intravitreal injection • 48
keratitis • 83, 109
Klebsiella pneumoniae • 58
liver abscess • 58

M, N, O
metagemonic analysis • 66
metagenome • 90
microbiological examination • 42
microbiome • 77, 90
multi-purpose disinfectant • 7

multi-purpose solution • 35
mycotic keratitis • 28
Neisseria gonorrhoeae • 1
new types • 7
next-generation sequence • 90
ocular infection • 72

P, R, S
PCR • 13, 83, 90
perioperative disinfection • 95
perioperative information • 102
polymerase chain reaction • 13, 90
postoperative endophthalmitis • 42
radial keratoneuritis • 35

rapid diagnosis kit • 7
real time PCR • 83
smear microscopy • 1, 13, 72
Staphylococcus aureus • 58

T, V, Y
tube erosion • 48
vancomycin • 42
varicella-zoster virus • 21
viral karatitis • 21
virus • 83
vitrectomy • 42, 48
voriconazole • 28
VZV • 21
yeast-like fungi • 28

WRITERS FILE
(50音順)

出口香穂里
（いでぐち かおり）

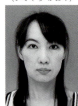

2005年	宮崎大学卒業
2008年	広島大学眼科入局 厚生連尾道総合病院
2009年	広島大学病院眼科
2014年	国家公務員共済組合連合会 吉島病院眼科
2017年	JR広島病院眼科
2018年	広島大学病院眼科

江口 洋
（えぐち ひろし）

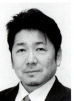

1995年	徳島大学卒業 同大学医学部附属病院眼科, 医員
1996年	学校共済組合四国中央病院眼科, 医員
1998年	徳島大学医学部附属病院眼科, 医員
2000年	同, 助手（現助教）
2002年	西オーストラリア大学 Lions Eye Institute, 研究員 同大学 Royal Perth Hospital, 臨床助手
2005年	徳島大学医学部附属病院眼科, 講師
2013年	香川大学医学部分子微生物学, 非常勤講師（兼任）
2015年	近畿大学医学部堺病院眼科, 准教授
2016年	香川大学医学部分子微生物学, 客員研究員（兼任）
2018年	近畿大学眼科, 准教授

坂本万寿夫
（さかもと ますお）

2008年	近畿大学卒業 同大学医学部附属病院, 臨床研修医
2010年	同大学眼科入局
2016年	同大学大学院医学研究科視覚科学修了 同大学医学部奈良病院眼科
2018年	同大学眼科

井上 智之
（いのうえ ともゆき）

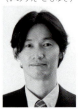

1994年	和歌山県立医科大学卒業
2002年	日本学術振興会, 特別研究員・海外特別研究員 トロント大学, 博士研究員
2003年	大阪大学大学院医学系研究科修了
2006年	同大学眼科, 助教
2010年	住友病院眼科, 部長
2012年	愛媛大学眼科, 講師
2015年	多根記念眼科病院, 部長

岡島 行伸
（おかじま ゆきのぶ）

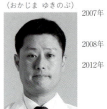

2001年	東邦大学卒業 同大学眼科入局
2007年	同大学大学院修了 同大学医療センター大森病院, レジデント
2008年	西横浜国際総合病院, 医員
2012年	東邦大学医療センター大森病院, 助手

鈴木 崇
（すずき たかし）

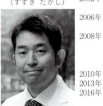

1999年	愛媛大学卒業
2002年	岐阜大学大学院病原体制御学, 研究生
2006年	愛媛大学大学院医学研究科修了
2008年	米国 Harvard Medical School, Schepens Eye Research Institute 留学
2010年	愛媛大学眼科, 助教
2013年	同, 講師
2016年	Singapore National Eye Centre 留学 いしづち眼科, 院長 東邦大学医療センター大森病院眼疾患先端治療学寄附講座, 准教授

上野 覚
（うえの さとる）

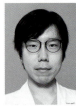

2011年	近畿大学卒業 同大学臨床研修医
2013年	同大学眼科, 助教
2019年	学位取得

北市 伸義
（きたいち のぶよし）

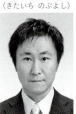

1993年	北海道大学卒業 同大学眼科入局
2000年	同大学大学院医学研究科博士課程修了
2001年	米国ハーバード大学, NIH眼疾患分子基礎プログラム研究員
2003年	同大学医学部スケペンス眼研究所, 日本学術振興会特別研究員
2004年	北海道大学眼科, 日本学術振興会特別研究員
2007年	同, 助教
2010年	北海道医療大学個体差医療科学センター眼科, 准教授
2013年	同, 教授 北海道大学病院, 客員臨床教授
2017年	北海道医療大学病院, 病院長

戸所 大輔
（とどころ だいすけ）

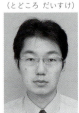

1997年	群馬大学卒業 同大学眼科入局
1999年	佐久総合病院眼科
2001年	群馬大学医学部附属病院眼科
2002年	同大学大学院医学系研究科（細菌学）
2008年	同大学医学部附属病院眼科, 助教
2009年	米国ハーバード大学スケペンス眼研究所・マサチューセッツ眼科耳鼻病院
2015年	群馬大学医学部附属病院眼科, 講師
2017年	同大学大学院医学系研究科眼科学, 准教授

鳥山　浩二
（とりやま　こうじ）

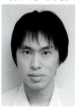

2007年	愛媛大学卒業
2010年	同大学眼科，医員
2013年	松山赤十字病院眼科
2015年	愛媛県立中央病院眼科
2016年	愛媛大学大学院医学系研究科

子島　良平
（ねじま　りょうへい）

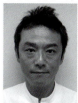

2001年	宮崎医科大学卒業
	医療法人明和会宮田眼科病院
2009年	同，医局長
2016年	同，外来医長

宮本　龍郎
（みやもと　たつろう）

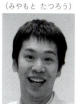

2001年	徳島大学卒業
	同大学眼科入局
2005年	徳島赤十字病院眼科
2006年	徳島大学大学院修了
2007年	徳島県立三好病院眼科
2009年	徳島大学病院眼科，助教
2017年	社会医療法人財団大樹会総合病院回生病院眼科
	徳島大学医歯薬学研究部眼科学分野，臨床准教授

中川　迅
（なかがわ　はやて）

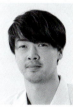

2007年	東京医科大学卒業
2009年	同大学眼科入局
2015年	博士号取得
2016年	東京医科大学眼科，助教

細貝　真弓
（ほそがい　まゆみ）

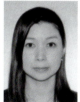

2004年	群馬大学卒業
2006年	同大学医学部附属病院眼科
2016年	同，助教
2018年	同大学大学院修了

望月　清文
（もちづき　きよふみ）

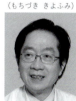

1982年	金沢大学卒業
1990年	同大学医学部，講師
1994年	岐阜大学医学部附属病院眼科
1996年	同大学医学部，講師
1998年	中濃厚生病院眼科，部長（岐阜大学医学部非常勤講師）
2002年	岐阜大学医学部客員臨床系医学，助教授
2007年	同大学医学部附属病院，准教授

堀田芙美香
（ほった　ふみか）

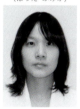

2009年	徳島大学卒業
	同大学病院，初期研修医
2011年	同大学眼科，医員
2014年	四国こどもとおとなの医療センター眼科
2016年	近畿大学医学部堺病院眼科，助教
2017年	同，講師
2018年	同大学眼科，助教

横倉　俊二
（よこくら　しゅんじ）

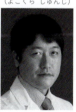

1999年	東北大学卒業
	同大学眼科入局
2000年	仙台国立病院（現 国立病院法人仙台医療センター）
2001年	東北大学医学部大学院入学
	（うち2001年5月〜2003年8月まで財団法人癌研究会 癌研究所）
2005年	同大学大学院卒業
	同大学病院眼科，助手（現 助教）
2011年	同，講師

Brush up 眼感染症
―診断と治療の温故知新―

編集企画／近畿大学准教授　江口　洋

眼感染症レビュー

細菌性結膜炎 …………………………………………宮本　龍郎　　*1*

細菌性結膜炎では眼脂や結膜擦過物を塗抹検鏡し，起炎菌を推定したうえで治療を開始し，分離培養検査で薬剤感受性を確認したうえで治療の継続について検討することが重要である．

アデノウイルス角結膜炎 …………………………北市　伸義　　*7*

疾患概念が確立されて60年以上になる．その間に迅速診断キットが開発されて普及した．近年は抗アデノウイルス効果を示す安全な消毒薬が開発されている．

細菌性角膜炎 …………………………………………出口香穂里　　*13*

細菌性角膜炎患者をみるときの問診・診察・塗抹検鏡と培養のポイントと，それらから推察される病原体に対する治療方針について詳しく述べる．

ウイルス性角膜炎 …………………………………細貝　真弓　　*21*

角膜炎の原因となりうる主なウイルスは，ヒトヘルペスウイルスである．起因ウイルスや病変の主座によって，多彩な臨床像を呈し，病態に応じた治療法が必要である．

真菌性角膜炎 …………………………………………横倉　俊二　　*28*

真菌性角膜炎は糸状菌か酵母菌が原因となり，各々特徴的な所見を呈する．角膜擦過物の鏡検と培養が診断に必須である．点眼・全身投与薬としてボリコナゾールの使用頻度が近年高まっている．

アカントアメーバ角膜炎 …………………………中川　　迅　　*35*

アカントアメーバ角膜炎は主にコンタクトレンズ装用が原因となり発症する，感染性角膜炎である．特徴的な臨床像から早期診断＆早期治療を行うことが重要である．

Monthly Book OCULISTA

編集主幹／村上　晶　高橋　浩

CONTENTS

No.72 / 2019. 3 増大号◆目次

術後眼内炎……………………………………………………堀田芙美香　　42

疑った時点で速やかに治療を開始することが重要である．起炎菌同定のために検体を採取し，バンコマイシンとセフタジジムを使用した治療を行う．

濾過胞炎（緑内障インプラント手術後感染症含む）………………望月　清文ほか　　48

濾過胞感染は最も忌むべき濾過手術後の合併症で，予防が重要である．

内因性眼内炎……………………………………………………戸所　大輔　　58

内因性眼内炎は菌血症や他臓器の感染巣から血行性に眼内炎を生じた病態である．重篤な全身感染症による臓器病変の１つであることに注意して診療にあたる必要がある．

涙嚢炎・涙小管炎………………………………………………岡島　行伸　　66

涙嚢炎・涙小管炎は診断に苦慮することが多い．近年メタゲノム解析などの遺伝子解析により成因の解明が可能となりつつある．

眼感染症―診断と治療の未来像―

塗抹検鏡の重要性………………………………………………鳥山　浩二　　72

病原微生物の検出は感染症診療の根管であり，塗抹検鏡はその最も基本的な手技である．感染症を見たら塗抹検鏡を行う習慣をつけておくことが望ましい．

培養の重要性と限界……………………………………………坂本万寿夫　　77

培養は感染症診断におけるゴールドスタンダードである．有意義な結果を得るためには，その限界と適切なサンプリングや至適培養条件を知る必要がある．

CONTENTS

PCR……………………………………………………………鈴木　崇　*83*

PCR や real time PCR は，少量のサンプルから高感度に病原体遺伝子を検出することが可能で，眼感染症の診断に有効である．

メタゲノムの臨床応用……………………………………江口　洋　*90*

メタゲノム解析は，検体内マイクロバイオームを網羅的に解析し，既知の感染症や起炎菌不明例に新たな知見をもたらす有用な解析であり，さらなる臨床導入が望まれる．

眼感染症 topics

周術期の抗菌薬はいつやめるべきか………………………子島　良平　*95*

周術期の抗菌点眼薬の予防的投与の適切な期間については未だ議論の余地がある．しかし抗菌点眼薬の長期使用で耐性化が誘導される可能性があることから，今後，予防的投与期間の短縮について議論を深める必要がある．

術後眼内炎の最新事情………………………………………井上　智之　*102*

白内障手術の術後眼内炎に対する前向き多施設共同研究から，本邦の白内障手術周術期の実態や術後眼内炎の発症率(0.025%)が明らかになった．

レアケースから学ぶ…………………………………………上野　覚　*109*

誰でも日常診療でレアケースに出くわしている可能性がある．それを発見し報告することで間接的医療貢献ができ，後世の眼科医へ学術的財産を残せる．

● Key words index………………………前付 *2*
● Writers File……………………………前付 *4*
● FAX 専用注文書………………………… *115*
● バックナンバー 一覧………………… *117*
● MB OCULISTA 次号予告………………… *118*

「OCULISTA」とはイタリア語で眼科医を意味します．

Monthly Book **OCULISTA**
創刊5周年記念書籍

最新刊

すぐに役立つ
眼科日常診療のポイント
―私はこうしている―

■編集　大橋裕一（愛媛大学学長）／村上　晶（順天堂大学眼科教授）／高橋　浩（日本医科大学眼科教授）

日常診療ですぐに使える！
診療の際にぜひそばに置いておきたい一書です！

眼科疾患の治療に留まらず、基本の検査機器の使い方からよくある疾患、手こずる疾患などを豊富な図写真とともに詳述！患者さんへのインフォームドコンセントの具体例を多数掲載！
若手の先生はもちろん、熟練の先生も眼科医としての知識をアップデートできる一書！ぜひお手に取りください！

2018年10月発売　オールカラー　B5判
300頁　定価（本体価格 9,500円+税）
※Monthly Book OCULISTAの定期購読には含まれておりません

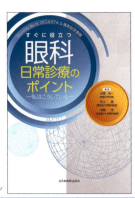

Contents

I　外来診療における検査機器の上手な使い方
1. 視力検査（コントラスト，高次収差を含む）
2. 前眼部 OCT
   ①角膜・水晶体
   ②緑内障
3. 角膜形状解析（ケラトメータも含めて）
4. 角膜内皮スペキュラー
5. 後眼部 OCT
   ①眼底疾患
   ②OCT angiography
   ③緑内障
6. ハンフリー視野計とゴールドマン視野計
7. 眼圧計

II　よくある異常―眼科外来での鑑別診断のコツ
1. 流涙症
2. 角膜混濁
3. 眼底出血
4. 飛蚊症
5. 硝子体混濁（出血を含む）
6. 視野異常・暗点
7. 眼瞼下垂・瞬目異常
8. 眼位異常
9. 複　視
10. 眼球突出

III　日常診療でよく遭遇する眼疾患のマネージメント
1. 結膜炎
2. 老　視
3. 近　視
4. ぶどう膜炎
5. コンタクトレンズ合併症
   ①フルオレセイン染色パターンからの診断
   ②マネージメントの実際
6. 正常眼圧緑内障の診断
7. 糖尿病網膜症
8. 黄斑浮腫
9. 眼瞼・結膜の腫瘤性病変

IV　誰もが手こずる眼疾患の治療
1. MRSA 感染症
2. 強膜炎
3. 落屑症候群
4. 濾過胞機能不全
5. 網膜静脈閉塞症―CRVO/BRVO
6. 中心性漿液性脈絡網膜症（CSC）
7. 特発性脈絡膜新生血管
8. 視神経炎
9. 甲状腺眼症
10. 心因性視覚障害

V　眼科外来で必要なインフォームドコンセント
1. 感染性結膜炎
2. 蛍光眼底撮影―FA, IA, OCT angiography
3. 外来小手術―霰粒腫・麦粒腫切開，翼状片
4. 小児眼科―先天鼻涙管閉塞、弱視治療について
5. 日帰り白内障手術
6. 眼内レンズ選択（度数・多焦点など）
7. 網膜光凝固・YAG レーザー
8. 眼局所注射
9. コンタクトレンズ処方（レンズケアを含む）
10. サプリメント処方

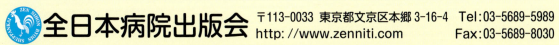

全日本病院出版会　〒113-0033　東京都文京区本郷 3-16-4　Tel：03-5689-5989
http://www.zenniti.com　Fax：03-5689-8030

好評書籍

超アトラス 眼瞼手術
―眼科・形成外科の考えるポイント―

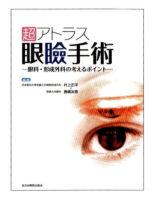

編集　日本医科大学武蔵小杉病院形成外科　村上正洋
　　　群馬大学眼科　鹿嶋友敬

B5判／オールカラー／258頁／定価（本体価格9,800円＋税）
2014年10月発行

形成外科と眼科のコラボレーションを目指す，意欲的なアトラスが登場！眼瞼手術の基本・準備から，部位別・疾患別の術式までを盛り込んだ充実の内容．計786枚の図を用いたビジュアルな解説で，実際の手技がイメージしやすく，眼形成の初学者にも熟練者にも，必ず役立つ1冊です．

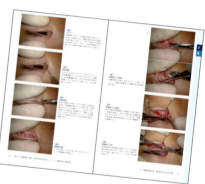

目次

I　手術前の[基本][準備]編―すべては患者満足のために―
- A　まずは知っておくべき「眼」の基本
　　―眼科医の視点から―
- B　おさえておきたい眼瞼手術の基本・準備のポイント
　　―形成外科医の視点から―
- C　高齢者の眼瞼手術における整容的ポイント
　　―患者満足度を上げるために―
- D　眼瞼手術に必要な解剖
- E　眼瞼形成外科手術に必要な神経生理

II　眼瞼手術の[実践]編
- A　上眼瞼の睫毛内反
　　上眼瞼の睫毛内反とは
　　埋没縫合法
　　切開法（Hotz変法）
- B　下眼瞼の睫毛内反
　　下眼瞼の睫毛内反とは
　　若年者における埋没法
　　若年者におけるHotz変法
　　退行性睫毛内反に対するHotz変法（anterior lamellar repositioning）
　　Lid margin split法
　　牽引筋腱膜の切離を加えたHotz変法
　　内眥形成
- C　下眼瞼内反
　　下眼瞼内反とは
　　牽引筋腱膜縫着術（Jones変法）
　　眼輪筋短縮術（Wheeler-Hisatomi法）
　　Lower eyelid retractors' advancement（LER advancement）
　　牽引筋腱膜縫着術と眼輪筋短縮術を併用した下眼瞼内反手術
- D　睫毛乱生・睫毛重生
　　睫毛乱生・睫毛重生とは
　　電気分解法
　　毛根除去法
　　Anterior lamellar resection（眼瞼前葉切除）
- E　上眼瞼下垂
　　上眼瞼下垂とは
　　Aponeurosisを利用した眼瞼下垂手術
　　Muller tuck法（原法）
　　CO_2レーザーを使用した眼瞼下垂手術（extended Muller tuck 宮田法）
　　Aponeurosisとミュラー筋（挙筋腱膜群）を利用した眼瞼下垂手術
　　眼窩隔膜を利用した眼瞼下垂手術（松尾法）
　　若年者に対する人工素材による吊り上げ術
　　退行性変化に対する筋膜による吊り上げ術
　　Aponeurosisの前転とミュラー筋タッキングを併用した眼瞼下垂手術
- F　皮膚弛緩
　　上眼瞼皮膚弛緩とは
　　重瞼部切除（眼科的立場から）
　　重瞼部切除（形成外科的立場から）
　　眉毛下皮膚切除術
- G　眼瞼外反
　　下眼瞼外反とは
　　Lateral tarsal strip
　　Kuhnt-Szymanowski Smith変法
　　Lazy T & Transcanthal Canthopexy

コラム
眼科医と形成外科医のキャッチボール

全日本病院出版会
〒113-0033　東京都文京区本郷3-16-4　Tel:03-5689-5989
http://www.zenniti.com　　　　　　　　Fax:03-5689-8030

特集/Brush up 眼感染症―診断と治療の温故知新―

眼感染症レビュー

細菌性結膜炎

宮本龍郎*

Key Words : 細菌性結膜炎(bacterial conjunctivitis),塗抹検鏡(smear microscopy),分離培養(culture),淋菌(*Neisseria gonorrhoeae*),コリネバクテリウム(*Corynebacterium*)

Abstract : 細菌性結膜炎は日常診療で高頻度に遭遇する眼感染症である.キノロン系抗菌点眼薬を用いて治療することが多いが,細菌性結膜炎の中にはキノロン系抗菌点眼薬に薬剤耐性があるものが増加しており,その中でも角膜炎を合併し角膜穿孔をきたす淋菌性結膜炎はキノロン系抗菌点眼薬が無効な重篤な結膜炎である.したがって,細菌性結膜炎を診察する際には日頃から眼脂や結膜擦過物を塗抹検鏡することで起炎菌を推定したうえで治療を開始し,分離培養検査で薬剤感受性を確認しつつ推定治療を継続するか別の薬剤に変更するか検討することが重要である.しかしながら,塗抹検鏡において結果を見誤ることがあるため,検査に習熟することが重要であり,塗抹検鏡に習熟した眼科医もしくは細菌検査室の臨床検査技師の協力が欠かせない.彼らとのコミュニケーションを密に取ることも細菌性結膜炎の治療を行ううえで重要であると考える.

疾患背景

細菌性結膜炎は細菌感染が原因となる結膜炎であり,日常診療で高頻度に遭遇する前眼部感染症である.主たる臨床症状は結膜充血,結膜浮腫,眼脂である.細菌性結膜炎の好発年齢は免疫機構が未熟である幼小児と免疫機能が低下している高齢者であり,このことから細菌性結膜炎は眼表面の感染防御機構と密接に関連していると思われる.加えて起炎菌と発症年齢には傾向がある.14歳以下ではグラム陰性菌による結膜炎が多く,年齢が高くなるにつれてグラム陽性球菌による結膜炎が増加する[1].乳幼児ではグラム陰性桿菌であるインフルエンザ菌が多く,学童期では肺炎球菌,成人ではブドウ球菌が多い.一方,高齢者では眼表面の常在細菌による日和見感染が多い.

日常診療で細菌性結膜炎を診察する際に,初診時に菌種の同定ができないという理由から起炎菌の検出を待たずにキノロン系をはじめとする広域抗菌点眼薬を開始する場合が多い.しかしながらキノロン耐性菌による感染症が増加しているのも事実である.特に高齢者はキノロン系抗菌点眼薬の長期使用歴を有することが多いため高齢者の細菌性結膜炎を診察する際には,起炎菌がキノロン耐性菌であることも念頭におく必要がある.耐性菌として多いのはメチシリン耐性黄色ブドウ球菌(methicillin-resistant *Staphylococcus aureus*:MRSA)やメチシリン耐性表皮ブドウ球菌(methicillin-resistant *Staphylococcus epidermidis*:MRSE),キノロン耐性コリネバクテリウムである.淋菌は分離株の約80%がキノロン耐性であるとされており[2],淋菌性結膜炎においてキノロン系抗菌点眼薬は無効である可能性が高い.

---

* Tatsuro MIYAMOTO,〒762-0007 坂出市室町3-5-28 社会医療法人財団大樹会総合病院 回生病院眼科

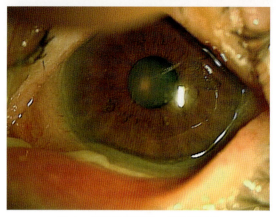

図 1. 細菌性結膜炎の前眼部写真

これらのことを考慮すると細菌性結膜炎を診察する場合に，昨今では起炎菌の同定を意識したうえで抗菌点眼薬を選択することの重要性が増してきていると思われる．今回，細菌性結膜炎に遭遇した場合の診断および治療法について紹介したいと考える．

臨床所見

細菌性結膜炎の臨床所見として，①結膜充血，②結膜浮腫，③眼脂，が挙げられる(図1)．結膜充血は球結膜および瞼結膜に炎症細胞が浸潤することで生じ，血管透過性の亢進により，結膜浮腫が生じることもある．慢性結膜炎では急性結膜炎と比較して所見が軽微である．ただし，結膜充血は細菌性結膜炎以外にアレルギー性結膜炎やドライアイでも起こるので，充血の有無だけでは細菌性結膜炎を診断することは難しい．細菌性結膜炎で他にみられる所見として眼脂がある．細菌性結膜炎でみられる眼脂は粘液膿性から膿性だが，充血と同様に眼脂を見ただけでは細菌性結膜炎と診断することは難しい．したがって，細菌性結膜炎かどうか判断するには，後述する眼脂や結膜擦過物の塗抹検鏡および分離培養が有用である．好中球が誘導される細菌性結膜炎では，リンパ球の集簇である結膜濾胞はみられないが，細胞内寄生体である *Chlamydia trachomatis* による *Chlamydia* 結膜炎では通常の細菌性結膜炎で観察されない結膜濾胞が重要な所見である．結膜濾胞はアデノウイルスなどのウイルス性結膜炎による濾胞性結膜炎でもみられるが，*Chlamydia* 結膜炎は他のウイルス性結膜炎と異なり眼脂が粘液膿性で濾胞が大型であることが特徴である．

標準的な診断法

1. 塗抹検鏡

滅菌綿棒を用いて瞼結膜にある眼脂や結膜擦過物を採取し，スライドガラスに塗抹する．スライドガラスを2枚準備し，1枚はグラム染色用として，もう1枚はディフ・クイック染色用(シスメックス)として使用する．筆者はグラム染色の際にはフェイバーG(日水製薬)を使用している．ディフ・クイック染色はギムザ染色の簡易迅速法で炎症細胞を観察するのに適しており，グラム染色と比べると球菌や桿菌といった細菌の形態を明瞭に観察しやすい[3]．眼脂や結膜擦過物を塗抹する際には検体が厚いと染色ムラになりやすく結果を見誤る可能性があるので，検体を採取した綿棒をスライドガラスに転がすことで検体が薄く均一に塗抹され観察しやすくなる．また，スライドガラス上で広範囲に検体を広げると観察する範囲が広がり過ぎるため狭い範囲にとどめるとよい．塗抹検鏡は標本作成から結果の判読まで早くて10分程度，遅くとも60分程度で行える検査であり，迅速性に優れ菌量の正確な評価を行うことができる．また治療後にも塗抹検鏡を行うことで，抗菌点眼薬の効果を判定することができる．ただしグラム染色では菌量が十分ないと検出が難しく，通常行われるグラム染色では染まりにくい微生物がいることも念頭におく必要がある．塗抹検鏡を読むポイントは，①菌の特徴，②炎症細胞の有無，③好中球の貪食像，の3点であり，これらを総合的に判定することで起炎菌の推定が可能である．①菌の特徴として観察すべき点は形態とグラム染色性である．形態とは球菌もしくは桿菌を指し，グラム染色性はグラム陽性菌もしくはグラム陰性菌のことを指す(表1)．グラム染色では脱色がポイントであり，脱色が不十分だと陰性菌でもグラム陽性に染色されるため結果を見誤ることがある．したがって，脱色は適切に行うべきである．脱色が

表 1. グラム染色性と形態およびその代表菌

	グラム陽性	グラム陰性
球菌	ブドウ球菌属 レンサ球菌属	淋菌 モラクセラ属
桿菌	コリネバクテリウム属 アクネ菌	インフルエンザ菌 緑膿菌

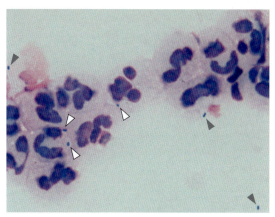

図 2. 肺炎球菌結膜炎の眼脂塗抹標本(グラム染色)
莢膜を有するグラム陽性双球菌がある(▲).
一部は好中球に貪食されている(△).

十分に行われていると炎症細胞や上皮細胞はグラム陰性に染まる.これはヒト由来の組織はすべてグラム陰性だからである.グラム陽性球菌であれば,双球菌か連鎖球菌かを観察することが必要であり,加えて莢膜の有無をみることも観察すべきポイントである.例えば肺炎球菌は莢膜を有する双球菌であり(図2)起炎菌と推定すれば,培養結果を待たずにまずセフェム系抗菌薬であるセフメノキシム点眼の使用を考慮すべきである.グラム陽性桿菌であればコリネバクテリウムやアクネ菌を想起し治療を行う必要がある.グラム陰性球菌の場合,双球菌であれば淋菌を疑い臨床所見やSTDに関する問診を行うことで培養結果を待たず速やかに治療を開始できる.グラム陰性桿菌であれば,治療としてセフメノキシム点眼やアミノグリコシド系抗菌薬であるジベカシン点眼やトブラシン点眼を初期治療として使用する.また,塗抹検鏡では菌量を把握することができ,単一の菌量が多い場合,起炎菌と推定することができる.

②炎症細胞の有無について知ることが重要である.眼表面には多種の細菌が菌叢を形成しているため,採取した細菌は必ずしも起炎菌とは限らず結膜嚢内常在菌である可能性がある.細菌性結膜炎の場合,検体を塗抹した際に必ず好中球などの炎症細胞が出現するため(図2, 3-b),好中球の有無について十分に観察することが必要である.

③好中球の貪食像は起炎菌を推定する際に大変重要な所見である.というのは,起炎菌であれば好中球がそれを貪食しているからである.眼脂や結膜擦過物の塗抹において多くの種類の細菌が検出されることは時々みられるが,起炎菌がどの細菌なのか判別することは難しい.この際に貪食された細菌を同定できればその細菌が起炎菌である

と判断し治療を開始することができる(図2, 3).

塗抹検鏡によりこれら3点について検討することで細菌性結膜炎と診断でき,治療戦略が立てられる.しかしながら,塗抹検鏡だけでは起炎菌を推定できても,どの薬剤が有効かはわからない.最終的な薬剤選択は,検体を分離培養したうえで起炎菌に対する薬剤感受性について検討した際に決定すべきである(図4).分離培養については次の項目で後述する.

他にも塗抹検鏡で知っておく点として塗抹作成およびその結果判定には幾らかの経験が必要であることである.塗抹検鏡に習熟していない場合,塗抹検鏡の経験を有する眼科医もしくは市中病院であれば細菌検査室の臨床検査技師に指導を仰ぎながら行うとよいと思われる.筆者も塗抹検鏡を行う際には,細菌検査室の臨床検査技師とコミュニケーションを取りながら行っている.その際に前眼部写真などを用いて臨床所見について臨床検査技師に情報提供することで,眼感染症について更に興味を持ってもらうことができる.眼感染症を治療するうえで臨床検査技師と連携することは非常に重要であると筆者は認識している.

また,塗抹検鏡は急性結膜炎の確定診断を行う際にも威力を発揮する.急性結膜炎を診察する際に,アデノウイルス性結膜炎との鑑別が重要である.アデノウイルス性結膜炎は感染力が強く,感染の拡大を考慮すると就学および就業停止を指示することが求められる.アデノウイルス性結膜炎

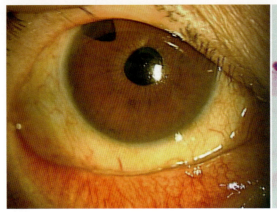

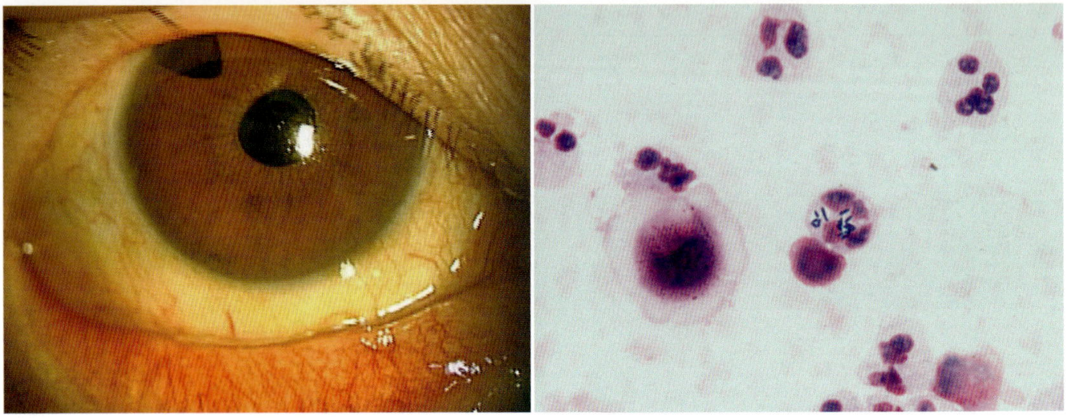

a．前眼部写真　　　　　　　　　　b．眼脂塗抹標本（グラム染色）

図 3．コリネバクテリウム結膜炎

グラム陽性桿菌が好中球に貪食されており，起炎菌と推定される．

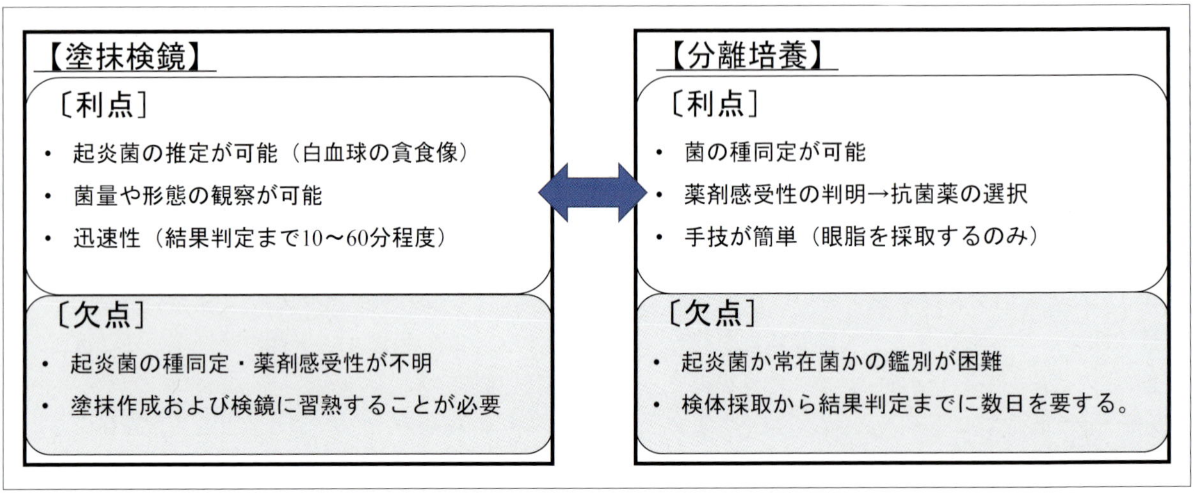

【塗抹検鏡】
〔利点〕
・起炎菌の推定が可能（白血球の貪食像）
・菌量や形態の観察が可能
・迅速性（結果判定まで10～60分程度）

〔欠点〕
・起炎菌の種同定・薬剤感受性が不明
・塗抹作成および検鏡に習熟することが必要

【分離培養】
〔利点〕
・菌の種同定が可能
・薬剤感受性の判明→抗菌薬の選択
・手技が簡単（眼脂を採取するのみ）

〔欠点〕
・起炎菌か常在菌かの鑑別が困難
・検体採取から結果判定までに数日を要する。

図 4．塗抹検鏡と分離培養の利点と欠点

の診断に用いるアデノウイルス抗原検出用キットは陽性率が70％とそれほど高くないため，陰性時での対処に困惑することは日々の外来診療でよく経験する．アデノウイルス性結膜炎ではリンパ球が誘導されるので，筆者はアデノウイルス性結膜炎を疑う症例を診る際にはアデノウイルス抗原検出キットのみならず眼脂や結膜擦過物の塗抹検鏡を行っている．塗抹検鏡でリンパ球増多を確認し他の微生物が認められない場合，問診や臨床所見を考慮しつつ，アデノウイルス抗原検出用キットがたとえ陰性だったとしてもアデノウイルス性結膜炎と診断している．

2．分離培養

分離培養検査は結果が判明するまで3日間程度要する．眼脂を滅菌綿棒などで採取し，分離培養用の平板培地に直接塗布することが望ましいが，外注する場合には輸送用培地を用いる．重要なことは結果が判明した際に，検出した細菌が起炎菌なのか結膜囊内常在菌なのか分離培養検査だけで判断できないことである（図4）．眼脂培養で表皮ブドウ球菌が検出されることはしばしば経験するが，表皮ブドウ球菌は結膜囊内常在菌である可能性があるので診断には注意が必要である．細菌性結膜炎を診察する場合，前述のように塗抹検鏡により起炎菌を推定したうえで治療を開始し，最終的な薬剤決定の最終判断を分離培養検査で確認するという流れを意識したうえで，塗抹検鏡と分離培養は両方施行したほうがよいと考える．

標準的な治療法

　細菌性結膜炎の治療は起炎菌に対して感受性の
ある抗菌薬の点眼である．淋菌性結膜炎をはじめ
とする重症度の高い結膜炎は全身投与を併用する
べきである．前述のように塗抹検鏡を行ったうえ
で起炎菌を推定するが，塗抹検鏡を施行できない
場合もしくは塗抹検鏡で起炎菌が判定できない場
合において，日本眼感染症学会が細菌性結膜炎の
主要菌として指定している黄色ブドウ球菌や肺炎
球菌，インフルエンザ菌が分離培養で検出された
場合には起炎菌として治療を開始してよいとされ
ており[4]，その際にはセフメノキシム点眼やレボ
フロキサシン点眼による治療が考慮されるべきで
ある．本邦における近年の検出菌動向検査におい
て，全検出菌でセフメノキシムとレボフロキサシ
ンに対する薬剤感受性が良好であり，過去の結果
と比較しても大きな変化はないことから[1)5]，起炎
菌が不明な場合ではセフェム系もしくはキノロン
系抗菌点眼薬が第一選択薬として使用されてよい
と考える．しかしながら，耐性菌についても念頭
においた治療が行われなければならない．耐性菌
でまず考慮しなくてはいけないのが，MRSA や
MRSE である．MRSA や MRSE はキノロン感受
性がある株もあるが多くは耐性であり，クロラム
フェニコール点眼[6]やバンコマイシン眼軟膏，
0.5％アルベカシン自家調整点眼が有効である．

　淋菌においてもキノロン系抗菌点眼薬がほぼ無
効であることは前述したが，淋菌は正常の結膜上
皮のみならず角膜上皮細胞に接着し角膜実質内へ
侵入するため，結膜炎のみならず角膜炎が惹起さ
れる．角膜炎が進行すると角膜穿孔が起こり，結
果として失明につながる．成人の淋菌性結膜炎は
淋菌性尿道炎や咽頭炎から手指を介して発症する
水平感染であり，新生児の淋菌性結膜炎は子宮頸
管炎を持つ母体の産道内で垂直感染する新生児結
膜炎（新生児膿漏眼）である．また，小児の淋菌性
結膜炎の症例についても報告があることも留意す
べきである[7]．淋菌はセフェム系に対する感受性

が高いので淋菌性結膜炎を治療する際にはセフメ
ノキシム点眼，0.5％セフトリアキソン（ceftriax-
one：CTRX）自家調整点眼および CTRX 静注をま
ず考慮すべきである．

　近年高齢者の細菌性結膜炎において耐性菌とし
て注意すべきは，コリネバクテリウムである．コ
リネバクテリウムは皮膚粘膜の常在菌で病原性が
非常に弱い菌として知られていたが，結膜炎の起
炎菌として認識されるようになってきた．しかも
コリネバクテリウムはキノロン耐性株が多い[8]．
自験例においても症例数は少数だが，成人および
高齢者の細菌性結膜炎の起炎菌においてコリネバ
クテリウムが最多であり，うち半数がキノロン耐
性株だった（図5）．コリネバクテリウムはセフェ
ム系に対する感受性が良好であり，塗抹検鏡でコ
リネバクテリウムが起炎菌と推定される場合にセ
フメノキシム点眼が選択されるべきである．コリ
ネバクテリウムの形態は特徴的で塗抹検鏡で容易
に鑑別することができる細菌である（図3-b）．し
かしながら，感染症の起炎菌にならないとされて
きた経緯があるためか，多くの検査機関は分離さ
れてもグラム陽性桿菌としか報告しないところも
ある．

　肺炎球菌を含むレンサ球菌やインフルエンザ菌
はセフメノキシムに対して感受性が良好だが，ペ
ニシリン耐性肺炎球菌（penicillin-resistant *Strep-
tococcus pneumoniae*：PRSP）やβラクタマーゼ非
産生アンピシリン耐性インフルエンザ菌（βlacta-
mase negative ampicillin-resistant *Haemophilus*
spp.：BLNAR）などの耐性菌に注意すべきである．

最新の情報

　淋菌感染症に関し，最近では淋菌の薬剤耐性化
が問題となっている．2017年に男子尿道炎から分
離された淋菌の薬剤感受性をみると，CTRX には
ほぼ感受性があるものの，以前に比べCTRX に対
し感受性が低下した株が増えているようであ
る[9]．また，CTRX への感受性の低い淋菌による
結膜炎の報告が散見される[10]．ここ数年の淋菌感

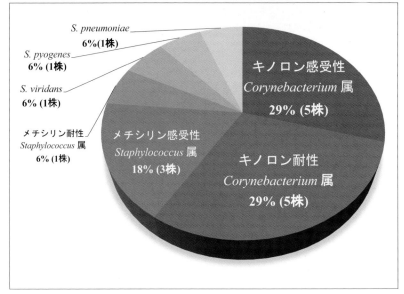

図 5. 当院で検出された細菌性結膜炎の起炎菌
成人の細菌性結膜炎 15 眼 17 株での検討. 起炎菌は好中球に貪食された微生物と定義した.

染症の発生動向は横ばいとされており, 淋菌性結膜炎は発生頻度がそれほど高くないものの, 今後も日頃から淋菌性結膜炎に対して備えていくことが重要である. それには, 眼科医のみならず泌尿器科医や産婦人科医, 内科医と連携し, 淋菌感染症における薬剤耐性や治療薬についての知識をup to date させておくことが重要であると考える.

文献

1) 松本治恵, 井上幸次, 大橋裕一ほか：多施設共同による細菌性結膜炎における検出菌動向調査. あたらしい眼科, 24：647-654, 2007.
2) 日本性感染症学会：性感染症. 診断・治療ガイドライン 2016. 淋菌感染症. 日性感染症会誌, 27：51-58, 2016.
3) 堀田芙美香, 江口 洋：細菌性結膜炎. 臨眼, 67(11)：46-51, 2013.
4) 三井幸彦, 北野周作, 内田幸男ほか：細菌性外眼部感染症に対する汎用性抗生物質等点眼薬の評価基準. 日眼会誌, 90：511-515, 1985.
5) 小早川信一郎, 井上幸次, 大橋裕一ほか：細菌性結膜炎における検出菌・薬剤感受性に関する 5 年間の動向調査(多施設共同研究). あたらしい眼科, 28：679-687, 2011.
6) 大橋秀行：高齢者の MRSA 結膜炎 80 例の臨床的検討. 眼科, 43：403-406, 2001.
   Summary MRSA 結膜炎においてクロラムフェニコール点眼が有効であることを示した文献.
7) 中川 尚, 中川裕子：フルオロキノロン耐性株による淋菌性結膜炎の小児例. あたらしい眼科, 27：235-238, 2010.
8) Eguchi H, Kuwahara T, Miyamoto T, et al：High-level fluoroquinolone resistance in ophthalmic isolates belonging to the species Corynebacterium macginleyi. J Clin Microbiol, 46：527-532, 2008.
9) 安田 満：淋菌感染症＜淋菌性尿道炎＞. 臨床泌尿器科, 72：966-969, 2018.
   Summary 泌尿器科領域で分離される淋菌において CTRX に対する感受性が低下している株が増えていることを示した文献.
10) Iwata A, Shimuta K, Ohnishi M：Conjunctivitis caused by a strain of Neisseria gonorrhoeae that was less susceptible to ceftriaxone. Inter Med, 56：1443-1445, 2017.

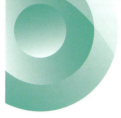

特集/Brush up 眼感染症―診断と治療の温故知新―

眼感染症レビュー

アデノウイルス角結膜炎

北市伸義*

Key Words : ヒトアデノウイルス(human adenovirus), 新型アデノウイルス(new types), 迅速診断キット(rapid diagnosis kit), マルチパーパス消毒薬(multi-purpose disinfectant)

Abstract : 流行性角結膜炎や咽頭結膜熱(プール熱)はヒトアデノウイルスによって引き起こされる,眼科領域で最も患者数が多い感染症の1つである.臨床像の特徴は急性濾胞性結膜炎で,特に耳前リンパ節症,眼瞼結膜点状出血,異物感,その後の多発性角膜上皮下浸潤が特徴である.迅速診断キットは第2~5病日に検査を施行すると90%以上の陽性率が得られる.

しかし,ときに院内感染を含む大流行になることがあり,感染拡大原因の1つに医療従事者の手指や医療器具がある.手洗いや手袋の着用が重要である.80%エタノールによる拭き取りでは消毒効果は期待できず,乾燥効果に限られる.

近年,ほとんどの素材に使え,優れたアデノウイルス消毒効果を示すマルチパーパス消毒薬が開発され,世界中で急速に普及している.

疾患の歴史的背景

1957年にHuebnerとRoweは,ヒト肥大扁桃とアデノイドの組織培養から初めてヒトアデノウイルス(human adenovirus:HAdV)を分離した[1].三井,杉浦,大石は1959年の日本眼科学会宿題報告で流行性角結膜炎(EKC)は8型,咽頭結膜熱(PCF)は3型が病因の主体であると報告した[2,3].1977年頃からは19a型や37型が我が国に侵入した[4~6].19型(19p型,pはprototype,原型を意味する)はもともと結膜への感染能はなく,19a型(現在は遺伝子型で64型)に変異して結膜炎の原因ウイルスになった.さらに現在では53,54,56型などの新型が流行の中心であり,EKCの病因アデノウイルス型も多様化している.1980年に旧厚生省は全国的感染症サーベイランスプログラムを開始した.各地方衛生研究所におけるウイルス分離と中和試験による病因検索・同定は国民の公衆衛生情報として非常に有用であるが[6],技術的に型決定に時間を要するため,その結果を速やかに臨床現場へ還元することは困難であった.

1996年には免疫クロマトグラフィー(イムノクロマト)法によるヒトアデノウイルス抗原迅速診断キットが発売された.忙しい外来診療中でも特定のウイルス感染の有無が判断でき,実際に臨床現場で活用されるようになったことは眼ウイルス学の輝かしい成果の1つである[7].しかしながら,いかに診断技術が進歩しても大規模な院内感染や施設内感染の報告は相次ぐ.本稿では新型アデノウイルスの出現と定義,続いて標準的な診断法,治療法,その対策を臨床に即した形で解説したい.

新型アデノウイルスの出現

HAdVによる角結膜炎は我が国の眼科学領域で最も多い流行性疾患である.HAdVは従来,中

---

* Nobuyoshi KITAICHI, 〒002-8072 札幌市北区あいの里2条5丁目 北海道医療大学病院,病院長/北海道大学病院眼科,客員臨床教授

表 1. 感染性結膜炎の臨床像

	細菌性結膜炎	ウイルス性結膜炎			クラミジア結膜炎
		アデノ	ヘルペス	エンテロ	
潜伏期	24 時間	7〜14 日	―	24 時間	7 日
眼脂の性状	粘液性	漿液性	漿液性	漿液性	粘液性
両眼性	―	＋＋	―	＋＋＋	＋
結膜炎の程度	＋〜＋＋	＋〜＋＋＋	＋	＋＋＋	＋＋＋
角膜合併症	―	＋	＋＋	＋	＋
耳前リンパ節症	―	＋＋〜＋＋＋	＋	＋	＋＋
感染性		＋＋＋		＋＋＋	＋＋

和抗体を用いて A〜F の 6 種の血清型に分類されてきたが,1990 年代には AIDS(後天性免疫不全症候群)患者から次々に新しい型が同定され,血清型は 51 型まで拡大した.ここまではすべてヒトからヒトへの感染であったが,2010 年に米国カリフォルニア州でサルからヒトへの感染が疑われる事例が発生した.種の壁を越えた感染が成立したと判断され,全塩基配列解析に基づいて新たに G 種 52 型と命名された.これを契機に中和抗体を用いることなく,遺伝子解析による報告・命名が相次いでいる.従来の抗血清作成による中和抗体に基づく型決定と手法が異なるため,52 型以降は新型アデノウイルスと呼ばれている[8].なかでも 54 型は日本国内でしか検出されておらず,かつ重症型と考えられている.

診断 1―臨床症状―

1.各感染性結膜炎の臨床像

典型的な急性濾胞性結膜炎を示さないアデノウイルス角結膜炎もあるため,いわゆる急性結膜炎症状を呈する疾患と鑑別が必要である.代表的な感染性結膜炎である,細菌,アデノウイルス,ヘルペスウイルス,エンテロウイルス,クラミジア,それぞれの典型的な臨床像を頭に入れておく[8].それぞれの臨床像の特徴を表に示す(表 1).

アデノウイルス角結膜炎は約 7〜14 日の潜伏期を経て発症する.両眼発症例が多いが,一眼は数日遅れて発症することが多く,軽症のことが多い.典型例では急性濾胞性結膜炎,耳前リンパ節症,上眼瞼結膜瞼縁部の小出血点(図 1),重症例では偽膜の形成などがみられる.7〜14 日後には多発性角膜上皮下浸潤が出現することがある(図 2).多発性角膜上皮下浸潤が出現すると視力低下,羞明感をきたす.

2.アデノウイルス結膜炎に特徴的な臨床所見

全国 10 施設の共同研究による 171 例の検討では,アデノウイルス結膜炎と有意に強く相関する臨床症状は,①耳前リンパ節症,②眼瞼結膜点状出血,③異物感,であった.特に眼瞼結膜点状出血は臨床診断上非常に有用である(図 1).角膜上皮下浸潤も特徴的で発症 7〜14 日後に生じ,ステロイド薬の点眼などで徐々に消退することが多い(図 2).

診断 2―迅速診断キット―

1.使い方と注意点

感染症サーベイランス情報によると,臨床的に流行性角結膜炎と診断された症例のうち,数％は単純ヘルペスウイルス結膜炎あるいはクラミジア結膜炎であり,適切な治療および患者指導のためには正確かつ迅速に診断することが重要である.

現在,国内で使用されている主なキットにはアデノチェック®(参天製薬),キャピリアアデノアイ®(わかもと製薬),イムノエースアデノ®(タウンズ/栄研化学)などがある.さらに結膜を擦過しなくても涙液で検出できる,クイックチェイサーAdeno 眼®(日本点眼薬)も発売されている.いずれもアデノウイルス表面を構成するヘキソンタンパクを検出するという基本原理は同じである.改良が加えられた結果,今日ではいずれも特異度がほぼ 100％,感度が 80％以上に達し,診断に非常に有用である.

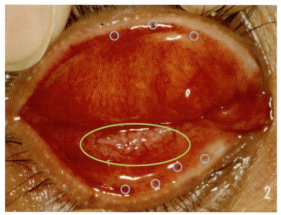

図 1. 37型によるアデノウイルス角結膜炎(第3病日)
瞼縁部に小出血(青色枠内),下眼瞼結膜に濾胞(黄色枠内)を形成している.

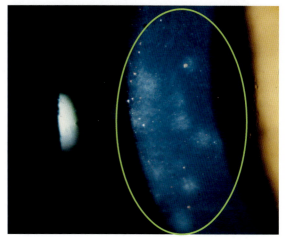

図 2. 8型によるアデノウイルス角結膜炎の角膜病変
(第12病日)
角膜上皮下に類円形多発性上皮下混濁がみられる.

しかし,感染細胞内で大量に作られるウイルスタンパクのうち,完成したウイルス粒子として放出されるのは10～20%程度で,残りのほとんどはウイルス粒子を形成するに至らない状態で放出される.迅速診断キットはこのウイルス粒子として完成されなかったヘキソンタンパクを検出している(図3).したがって,①ウイルス量そのもの,すなわち必ずしも病勢を反映するものではないこと,②放出量が少ない感染初期は陽性にならないこと,に注意が必要である.より効率的に検査を行うには,①結膜から十分な検体量を採取すること,②チューブに移す際は綿棒の検体を壁面でこそぎ落とすこと,③第2～5病日で検査を行うこと,が良好な成績を得るポイントである[9](表2).

2. 白金-金コロイドと金コロイド

従来から医療現場で用いられているイムノクロマト法のアデノウイルス迅速診断キットは,金コロイド標識抗体を使用している.その後,白金-金コロイド標識抗体を用いたキットも開発され,市販されている.白金-金コロイドは黒色のラインがみられ,金コロイドは赤ないしピンク色のラインがみられる.キットの判定は目視で行うため,黒色のほうが視認しやすく,実験室レベルでは検出感度が10%程度高いとされる[10].同一検体を滴下した際には白金-金コロイドの黒色ラインは目視判定が容易なため,判定時間が短縮できることが多い.実際,我々が行った全国10の多施設共同研究では目視判定に要する時間が短縮した[11].

標準的な治療法

患者の年齢やアトピー性皮膚炎などの全身および局所の免疫状態により症状が異なる場合があり,重症例では角膜びらんや糸状角膜炎,結膜偽膜がみられることがある.しかし,むやみにステロイド点眼薬を処方せず,角膜上皮下混濁がみられた時点で0.1%フルオロメトロン点眼液などを処方する.乳幼児では細菌との混合感染により稀に角膜穿孔を起こすことがあるので抗菌点眼薬投与と十分な経過観察が必要である.アデノウイルスとの混合感染は細菌のほかにクラミジアの可能性もある.生物学的にアデノウイルスは細胞核内増殖,クラミジアは細胞質増殖であり共存可能なためである.結膜炎は重症度にもよるが,2週間程度で自然治癒する.

臨床上有効な最新の対策

1. 院内感染の拡大原因を知る

院内感染拡大の原因ルートの1つとして,医療従事者の手指と医療器具がある[12].原因器具は眼圧測定接眼チップと接眼ミラー類が多く,細隙灯顕微鏡,超音波Aモードチップ,網膜活動電図検査が感染源になることもある.手洗いの励行と手袋の着用が最も重要であり,さらに診察台,診療器具の消毒を徹底する必要がある.さらに患者が

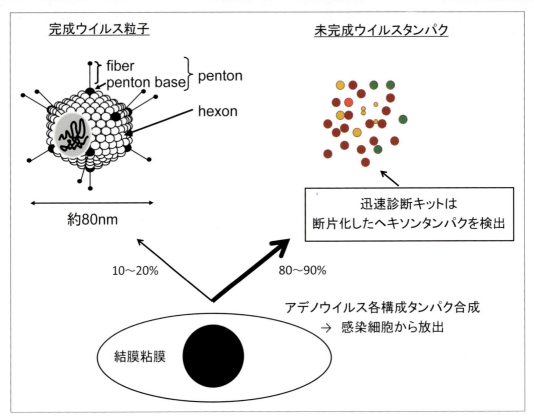

図3. 迅速診断キットの標的
アデノウイルスは感染細胞で自己複製をしたのちに放出される.そのうち完成ウイルス粒子として使用されるのは合成されたタンパクの10～20%程度で,多くは未完成のウイルスタンパクとして放出される.迅速診断キットはこのウイルス粒子になれなかったヘキソンタンパクを検出する.

表2. 迅速診断キット使用法のコツと留意点

コツ
- 点眼麻酔後に結膜を綿棒で強めに擦過し,十分な検体量を採取する(ただし,擦過せず涙液から検出できるキットもある)
- チューブに移す際は綿棒の検体を壁面でこそぎ落とす
- 第2～5病日に検査を行う
- 白金-金コロイドのほうが感度はよく,診断時間が短い

留意点
- 病初期は陽性になりにくい
- 必ずしもウイルス量・病勢を反映しない

表3. 院内感染の拡大原因

- 医療従事者:手指・白衣・ネクタイなど
- 医療用器具:接眼式眼圧測定チップ,接眼式ミラー類,接眼式Aモードチップ,網膜活動電図(ERG)電極など
- 点眼薬:1本を両眼に使用すると感染源になり得る

使用している点眼薬の70%は点眼瓶内からアデノウイルスが検出されており,両眼に点眼薬を使用する際は左右を区別して処方する必要がある(表3)[13].

2. 感染拡大ルートを遮断する

ヒトアデノウイルスはエンベロープをもたない小型DNAウイルスであり,有機溶媒に抵抗性を示す.現在,最も有効な消毒薬は0.1%次亜塩素酸ナトリウムとされるが,皮膚障害や金属腐食性があるため,手指および診療器具の消毒には用いることができない.手指はまず十分な流水で物理的にウイルスを除去し,消毒用エタノールや速乾性手指消毒薬を手指になじませ乾燥させる.さらに消毒,乾燥を繰り返すと効果的である.診療器具の消毒は水洗いしたのちに80%エタノールに10分間以上浸漬する.ポビドンヨードも有効とされる[8].

3. 新たな消毒薬の登場

最も有効な消毒薬である次亜塩素酸ナトリウムは皮膚にも金属にも使えない.そのため臨床現場ではほぼウイルスには無効な(ただし乾燥効果は

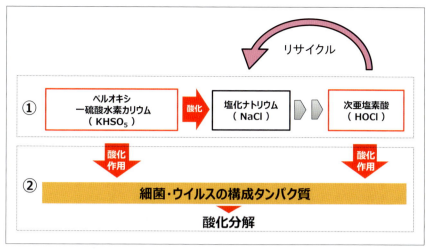

図 4. 塩素系マルチパーパス消毒薬(MPD)の化学作用機序
薬液中のペルオキシ一硫酸水素カリウムを酸化剤が塩化ナトリウムに変換，分解されて溶液中に一時的に次亜塩素酸を生成させる．次亜塩素酸はリサイクルされて再び塩化ナトリウムになり，次亜塩素酸の原料に戻る．多くのウイルスや細菌で有効性が報告されており，シルクを除くほぼすべての素材に対して安全に使用できる．

ある)80%エタノールによる拭き取りが行われていた．しかし近年，欧米では有効かつ安全な塩素系マルチパーパス消毒薬(MPD)の導入が急速に進んでいる．例えばVirkon®(日本名「ルビスタ®」)は，薬液中のペルオキシ一硫酸水素カリウムを酸化剤が塩化ナトリウムを変換，塩化ナトリウムが分解されて溶液中に一時的に次亜塩素酸が生成される．次亜塩素酸はリサイクルされて再び塩化ナトリウムとなり，次亜塩素酸の原料に戻る(図4)．ウイルスおよび細菌の不活化に十分な効果を示し，HAdV5型では6 log以上のウイルス減少が報告されている[14]．さらに陰イオン性界面活性剤を含ませることで，ほぼすべての素材や皮膚に安全に使用できるようにしている．すでに米国環境保護庁(Environmental Protection Agency：EPA)でAIDSウイルス，B型肝炎ウイルス，C型肝炎ウイルス，ノロウイルス，エボラウイルス，鳥インフルエンザウイルスなどに対して有効性が登録されている．我が国の臨床現場でも普及すると期待したい．

おわりに

ヒトアデノウイルスの遺伝子は34個からなり，ヘキソン，ペントン，ファイバーの各タンパクをコードする遺伝子に，それぞれ遺伝子変異の多い部分(ホットスポット)があることが，近年バイオインフォマティクスの目覚ましい発展により徐々に明らかになってきている[15]．アデノウイルスは多くの感染症を起こすだけでなく健常者からも分離同定されるため，遺伝子の組み換えにより今後も新しい型が生まれ続けることが予想される．そして，遺伝子変異が起きるたびに大流行が繰り返される．

ウイルスの全塩基配列解析が可能な時代になり，感染源や完成経路の特定も可能になっている．場合によっては医療過誤などへの対応が必要になることもあり，アデノウイルス結膜炎に対する正確な知識を身につけておくことが必須である．本稿がその一助になれば幸いである．

文献

1) Huebner RJ, Rowe WP：Adenovirus as etiologic agents in conjunctivitis and keratoconjunctivitis. Am J Ophthalmol, **43**：20-25, 1957.
2) Mitsui Y, Jawetz E：Isolation of adenovirus type 8(APC type 8)from a case of epidemic keratoconjunctivitis in Japan. Am J Ophthalmol, **43**：91-93, 1957.

3) 杉浦清治：流行性角結膜炎と Adenovirus との関係並びに点状表層性角膜炎の本体について．日眼会誌，**63**：3370-3409，1959.

4) Tullo AB, Higgins PG：An outbreak of adenovirus type 4 conjunctivitis. Br J Ophthalmol, **64**：489-493, 1980.

5) Jin XH, Aoki K, Kitaichi N, et al：Genome variability of human adenovirus type 8 causing epidemic keratoconjunctivitis during 1986-2003 in Japan. Mol Vis, **17**：3121-3127, 2011.

6) Aoki K, Tagawa Y：A twenty-one year surveillance of adenoviral conjunctivitis in Sapporo, Japan. Int Ophthalmol Clin, **42**：49-54, 2002.

7) Uchio E, Aoki K, Saitoh W, et al：Rapid diagnosis of adenoviral conjunctivitis on conjunctival swabs by 10-minute immunochromatography. Ophthalmology, **104**：1294-1299, 1997.

8) 北市伸義：わかりやすい臨床講座 アデノウイルス角結膜炎の診断と対策の実際．日本の眼科，**87**：736-740，2017.
Summary アデノウイルス角結膜炎は眼科領域で最も患者数が多い感染症の1つ．臨床症状の特徴と迅速診断キット，手指の手洗いなどの重要性を述べた文献．

9) 北市伸義：ウイルス性結膜炎．臨眼，**70**(11)：164-169，2016.

10) 清水英明，石丸陽子，藤本嗣人：白金-金コロイドイムノクロマトグラフ法を使用したアデノウイルス検査キットの有用性．感染症学雑誌，**83**：64-65，2009.

11) 北市伸義，明尾 潔，熊埜御堂 隆ほか：白金-金コロイド標識抗体を用いたアデノウイルス迅速診断キットの評価．医学のあゆみ，**237**：210-214，2011.

12) 大口剛司，青木功喜，有賀俊英ほか：ウイルス性結膜炎の大学病院院内感染のアンケート調査．日本の眼科，**75**：689-692，2004.

13) Uchio E, Ishiko H, Aoki K, et al：Adenovirus detected by polymerase chain reaction in multidose eyedrop bottles used by patients with adenoviral keratoconjunctivitis. Am J Ophthalmol, **134**：618-619, 2002.

14) McCormick L, Maheshwari G：Inactivation of adenovirus types 5 and 6 by Virkon S. Antiviral Res, **64**：27-33, 2004.

15) 青木功喜，金子久俊，北市伸義ほか：院内感染を起こす新型アデノウイルスのバイオインフォマティクス．日眼会誌，**117**：721-726，2013.

特集/Brush up 眼感染症―診断と治療の温故知新―

眼感染症レビュー

細菌性角膜炎

出口香穂里*

Key Words : 細菌性角膜炎(bacterial keratitis), 角膜搔爬(corneal scraping), 塗抹検鏡(smear microscopy), 培養(culture), PCR(polymerase chain reaction)

Abstract : 細菌性角膜炎の診察においてまず重要なのは詳細な問診である. 問診だけでもある程度起炎菌が推察できる場合もある. その次に診察所見(病巣の性状や部位)からも起炎菌を想定し, 病巣擦過・検鏡・培養を行う. 検鏡で菌体が確認できれば良いが, 実際には菌体がみられないことも多く, その場合は問診や診察所見から推定される起炎菌に有効な抗菌薬で治療を開始する. 治療への反応を確認しながら, 培養や薬剤感受性の結果が出れば必要に応じて治療の変更を検討する. 抗菌薬開始後は塗抹検鏡で起炎菌が検出される確率が低くなるため, 治療開始前に塗抹検鏡を行うのが理想的であるが, 実際にはすでに前医で治療が開始されていることも多く, その際には PCR も診断に有効である.

はじめに

　細菌性角膜炎は日常診療で遭遇する頻度が比較的高いが, 治療方針を誤ると重症化して失明につながる可能性もある疾患である. 不適切な抗菌薬の使用は疾患の重症化のみならず薬剤耐性菌の問題にもつながるため避けるべきであるし, 安易にステロイドを使用すると疾患の重症化を助長するうえにさまざまな所見をマスクしてしまい, 診断そのものが困難になる場合もある. つまり, 角膜炎を診察する際にはまず感染性なのか非感染性なのかを見極め, 感染性であった場合にはその原因が細菌なのか, 真菌なのか, アカントアメーバなのかといった具合に診断を進めていく必要がある. 同じ細菌性角膜炎であってもその原因である細菌の種類によって使用すべき抗菌薬は異なるため, 臨床所見や検査所見からある程度起炎菌を推察して治療を開始し, その後の経過や培養結果・薬剤感受性結果に基づいて治療を変更していくことが重要である. 本稿では細菌性角膜炎の歴史的背景・診断法・治療法について詳しく述べる.

疾患の歴史的背景

　1996 年の秦野の論文[1]では, 細菌性角膜炎の 4 大起炎菌としてブドウ球菌, 肺炎球菌, 緑膿菌, モラクセラが挙げられている. 当時から診断のスタンダードは病巣擦過物の塗抹検鏡であったが, 検出菌が起炎菌とは限らないことについて注意喚起している. それぞれの菌による角膜炎の特徴的な臨床所見, 塗抹検鏡の所見, 治療法についても簡潔にまとめられており, 今も昔も変化していないことがわかる. 2003 年に日本眼感染症学会主導で行われた感染性角膜炎全国サーベイランスの結果が 2006 年の日眼会誌で報告されている[2]が, 感染性角膜炎患者の角膜からの分離菌 133 株のうち細菌は 119 株で, そのうちブドウ球菌が 40 株と最多であり, 肺炎球菌は 11 株, 緑膿菌は 9 株, モラクセラは 5 株分離されている. アトピー性皮膚炎

---

* Kaori IDEGUCHI, 〒734-8551　広島市南区霞 1-2-3　広島大学病院眼科

表 1. 角膜潰瘍の診断において行うべき検査（文献 3 より引用）

行うべき検査	確認のポイント
問診	発症の契機・発症後の経過（急性か慢性か） 使用中の薬剤（点眼・内服・市販薬も含む） （点眼回数や 1 回点眼量など，濫用の有無） 眼科既往歴・全身既往歴 コンタクトレンズ使用の有無（種類やケア方法も含む）
肉眼的検査	閉瞼できているか（可能であれば就寝時の状況も家族に確認）
細隙灯顕微鏡検査	眼瞼結膜・眼球結膜の状態 マイボーム腺の状態 潰瘍の部位（周辺か中央か，透明帯はあるか） 潰瘍の性状（エッジは不整か，ロールアップしていないかなど）
角膜知覚	左右の比較
塗抹検鏡	ギムザ染色（好中球や好酸球の検出） グラム染色（菌体の検出） ファンギフローラ Y 染色（真菌，アカントアメーバの検出）
採血	必要に応じて行う 血糖やリウマチ・膠原病系のチェック

や糖尿病合併患者の角膜からは黄色ブドウ球菌が高率に分離されており，その中には MRSA（methicillin-resistant *Staphylococcus aureus*）も含まれている．また，前医ですでに抗菌薬が開始されていると菌検出率が明らかに低くなっていたため，治療開始前に細菌学的検査を行うことの重要性についても触れている．治療薬としてはレボフロキサシン点眼とセフメノキシム点眼の併用が広く利用されていたが，当時の第 3 世代のフルオロキノロン系抗菌薬ではグラム陽性球菌に対する効果が不十分であることにも言及している（現在ではグラム陽性球菌に対する抗菌力がより強くなっている第 4 世代のフルオロキノロン系抗菌薬が使用可能であるが，緑膿菌に対する効果は第 3 世代のフルオロキノロン系抗菌薬に劣るので，使い分けるとよい）．

標準的な診断法

細菌性角膜炎の診断にあたり，まず重要なのが問診である（表 1）[3]．

1．発症の契機（外傷歴や手術歴など）

外傷後の角膜炎の原因は細菌が多いが，植物による突き目であれば真菌の可能性も考えておかなくてはならない．手術歴に関しては，角膜移植後はステロイド点眼を長期使用している場合が多い

ので易感染性であることは想像にかたくないが，白内障術後にも角膜炎を発症することはある．

2．発症からの経過が急性か慢性か

発症からの経過が急性の場合は緑膿菌やレンサ球菌，緩徐な場合は真菌の可能性が高い．

3．使用中・あるいは使用歴のある点眼薬

すでに抗菌薬を使用している場合にはその抗菌薬に反応しているのかどうかを確認する必要がある．特にグラム陰性桿菌では抗菌薬開始後に死滅した菌体への過剰な免疫反応により一過性に所見が悪化したようにみえることがあり[4]，いつから抗菌薬を開始したのかも聴き逃してはならない．フルオロキノロン系抗菌薬使用中に発症したグラム陽性球菌による角膜炎であれば MRSA の可能性を考える（図 1，2）．また，点眼のアドヒアランスは患者毎に異なるため，実際に処方された点眼を 1 日何回点眼できているか，1 回点眼量は多すぎないか，処方薬以外に市販薬は使用していないかも含めて聴取する必要がある．患者が自己判断で過剰に点眼をしていればそれだけで上皮欠損の修復が遅延することもあるからである．特にアミノグリコシド系抗菌薬・抗ウイルス薬であるアシクロビル・抗真菌薬であるピマリシンには注意が必要である．逆に，処方されていた抗菌薬が有効であったはずなのに，点眼時の刺激感などの理由

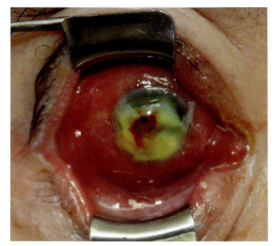

図 1. MRSA 角膜炎
脳梗塞で長期入院中の患者で，角膜穿孔をきたしていた．

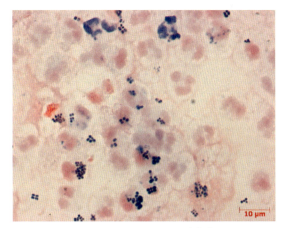

図 2. MRSA のグラム染色像
大小不同のグラム陽性球菌

から実際には患者がきちんと点眼をしていなかったというケースもある．

4. 内服薬

抗腫瘍薬・免疫抑制薬・ステロイドの内服によって角膜上皮の創傷治癒が障害されることがある．

5. 全身既往歴

免疫抑制につながる，あるいは角膜上皮の創傷治癒に影響を与えるような全身既往歴はないかを確認する．糖尿病はそれだけで易感染性の因子となるし，涙液分泌低下・角膜知覚低下・上皮細胞と基底膜の接着能低下などによって遷延性角膜上皮障害を生じることもある．また，アトピー性皮膚炎の患者の場合は眼瞼皮膚や結膜嚢に *Staphylococcus aureus* が高率に colonization しており[2]，MRSA の可能性も念頭におかなければならない．

6. コンタクトレンズ装用の有無

コンタクトレンズ装用歴がある場合にはその種類や装用時間・ケア方法についても詳細に聴取する．保存液の種類・保存液は毎回交換しているか・こすり洗いはしているか・保存ケースは複数個所持して時々乾燥させているかなども聴き逃さないようにする．

使用レンズが1日交換型 SCL だからといって，安心してそこで問診を終えてはいけない．きちんと毎日交換していれば1日交換型で角膜炎を引き起こすことは稀だが，1日交換型 SCL を数日間（ひどい場合は1か月以上も）使用している患者は意外と多い．筆者が実際にきいて驚いた例では，同一のカラーコンタクトレンズを友人同士で貸し借りしていたという症例もあった．

問診が終われば次に診察に移るが，角膜炎の診察においてもまずは眼瞼やマイボーム腺の状態を忘れずにチェックしなければならない．角膜炎の原因が感染ではなくカタル性であれば治療方針が大きく変わってくるし，アトピー性皮膚炎の患者であれば前述のように起炎菌が MRSA の可能性もあるので注意しておく．好酸球によるシールド潰瘍の場合も治療が全く異なるので，眼瞼結膜の状態もしっかりと観察する．

次に細隙灯顕微鏡検査で病変の部位や性状を観察する．細菌性角膜炎の場合，好発部位は角膜中央からやや下方である．もし病変が角膜輪部に近い部位にあり，さらには透明帯（病巣と角膜輪部の間にある正常な角膜）がある場合にはカタル性角膜炎の可能性を考える．病変のエッジが境界鮮明なのか，羽毛状に広がっているのか（糸状真菌に多い所見），浸潤病巣と上皮欠損の大きさに差はあるか（真菌に多い所見），浸潤は病巣周囲に限局しているか（グラム陽性球菌に多い所見），角膜全体に浸潤が強いか（グラム陰性菌に多い所見），輪状膿瘍を呈しているか（グラム陰性桿菌に多い所見），endothelial plaque はあるか（糸状真菌に多い所見），免疫輪はあるか（真菌に多い所見），エッ

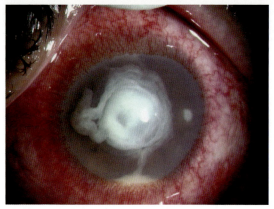

図 3. 緑膿菌による角膜炎
前医ですでに抗菌薬が多数投与されており,塗抹検鏡では何も検出されなかったが,前医で行った培養検査で後日緑膿菌が検出された.

ジはロールアップしているのか(神経麻痺性角膜症に多い所見)も原因の推察に役立つ.病変がはうように移動するようにみえる匐行性角膜潰瘍は,肺炎球菌でよくみられる特徴的な所見である.感染性角膜炎として紹介された患者が,実は水疱性角膜症による角膜びらんだったという症例も時々経験する.診察時には所見が派手な角膜上皮欠損につい目がいきがちであるが,内皮の状態も含めて角膜全体をよく観察しなければならない.ほかにも非感染性の角膜上皮障害でみられることがある所見として,薬剤性角膜上皮障害や,膠様滴状角膜ジストロフィで角膜上皮細胞間のタイトジャンクションが障害された際に,フルオレセイン染色をした数分後に色素が角膜内にしみ込んだようにみえる所見(delayed staining)がある[5].

所見からある程度起炎菌を推察し,その次に行うのは病巣掻爬である.病巣掻爬の際には角膜実質が融解傾向か,それとも潰瘍底は硬いのかを実際に触った感覚で確認する.原因が糸状真菌の場合は潰瘍底が比較的硬いことが多いので,それだけでも診断に役立つ.また,病巣掻爬には診断だけではなく病原体を除去するという治療効果もある.病巣掻爬の際には病巣の中央を掻爬したくなってしまうが,病原体は病巣のエッジに多く存在しており,中央の擦過物を検鏡しても好中球が多数みられるだけという結果になってしまうことがある.診断効率を上げるためにも,病原体を除

去するためにも,病巣掻爬を行う際には病巣のエッジの部分をしっかり掻爬するのがポイントである.筆者の施設では病巣擦過物は塗抹検鏡用にスライドグラス4枚(ギムザ染色・グラム染色・ファンギフローラY染色・予備)に塗布し,培養は培地とスワブスティックで提出している.培地は基本的には細菌用に血液寒天培地,真菌用にサブロー培地を使用し,アカントアメーバを疑う所見があった場合にはアメーバ用の培地にも追加塗布している.ギムザ染色では好中球などの細胞成分を主に観察するが,すでにステロイドが投与されている症例では好中球が減少していることが多い.好酸球がみられればアレルギーを,リンパ球がみられればウイルス感染の可能性を考える.グラム染色で菌体がみられれば,ある程度起炎菌が推察できる.コンタクトレンズユーザーの場合はケース内のレンズ保存液の培養も診断の一助となるが,保存液から検出された菌が角膜炎の起炎菌とは限らないので,あくまでも補助診断である.

標準的な治療法

前述のように,まずは問診・診察所見から起炎菌を推察する.病巣擦過物の塗抹検鏡で何らかの菌体が検出できれば抗菌薬の選択がしやすいが,実際には塗抹検鏡では菌体が検出されないことも多く,その場合には問診と診察所見から最初に使用する抗菌薬を決定する.すでに他院で抗菌薬が処方されていて塗抹検鏡で菌体が検出されなかった場合には,他院での治療が効いている途中である可能性もあり,特に緑膿菌やモラクセラは治療に対する所見の改善が比較的ゆっくりであることが多いので,所見や経過から起炎菌として緑膿菌やモラクセラが疑われる場合にはすぐに治療を変更せずに注意しながら経過をみてみるのもよい(図3).

塗抹検鏡で菌体が検出された場合には,その結果をもとに使用する抗菌薬を決定する(表2).グラム陽性球菌であればブドウ球菌や肺炎球菌が想定される.肺炎球菌は典型例では莢膜を有するグ

表 2. 予想される起炎菌に対する治療

	選択すべき抗菌薬	備考
ブドウ球菌 (グラム陽性球菌)	フルオロキノロン セフェム	MRSAの場合はバンコマイシン (クロラムフェニコールに感受性を 示すこともある)
肺炎球菌 (グラム陽性球菌)	セフェム フルオロキノロン(無効な場合もある)	アミノグリコシドは無効
コリネバクテリウム (グラム陽性桿菌)	セフェム アミノグリコシド	フルオロキノロンに対しては 耐性を示すことが多い
緑膿菌 (グラム陰性桿菌)	フルオロキノロン アミノグリコシド	
モラクセラ (グラム陰性桿菌)	フルオロキノロン アミノグリコシド	全般的に薬剤感受性良好

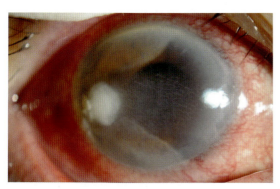

図 4. 肺炎球菌角膜炎

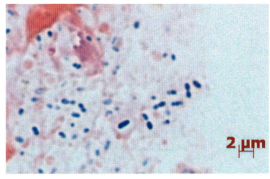

図 5. 肺炎球菌のグラム染色像
莢膜を有するグラム陽性双球菌

ラム陽性双球菌として観察され(図4, 5),塗抹検鏡の所見のみで診断が可能だが,莢膜を有さないものもある.グラム陽性球菌に対してはフルオロキノロン系とセフェム系で治療を開始するが,肺炎球菌は多剤耐性化していることがあるので薬剤感受性結果に基づいて治療を変更する.グラム陽性桿菌であればコリネバクテリウムの可能性を考える.コリネバクテリウム自体は眼表面の常在菌であるが,免疫抑制状態にある患者では角膜炎を生じることがあり,フルオロキノロン系抗菌薬には耐性を獲得していることが多いため,治療はセフェム系で行う.グラム陰性桿菌であれば緑膿菌やモラクセラの可能性を考える.モラクセラは比較的大型の双桿菌であり(図6, 7),球菌と見間違えることがあるが,どの系統の抗菌薬に対しても薬剤感受性は比較的良好である.緑膿菌に対してはフルオロキノロン系とアミノグリコシド系で治療を開始する.抗菌薬の治療を開始したら,最初のうちは頻回に診察して治療への反応をみる.反応が乏しい場合や病変が拡大する場合は,複数回病巣搔爬・塗抹検鏡を繰り返す.培養結果が出ればその結果や薬剤感受性を確認し,必要に応じて抗菌薬を変更する.実際の臨床現場では,感染が沈静化したと思われるにも関わらず上皮欠損が遷延している状況によく遭遇する.この場合は抗菌薬(特にアミノグリコシド系)による中毒性角膜症の状態に陥っていることが多く,抗菌薬による直接的な細胞毒性と,細胞増殖抑制による障害のため角膜の創傷治癒が遅延する.よって,感染が沈静化したと判断すれば点眼薬は減量していくことも大切である.

最新の情報

2013年に「ウイルスに起因する難治性の眼感染疾患に対する迅速診断(PCR(polymerase chain reaction)法)」,「細菌または真菌に起因する難治性の眼感染疾患に対する迅速診断(PCR法)」が先進医療として承認された.2017年の宮﨑の論文[6]

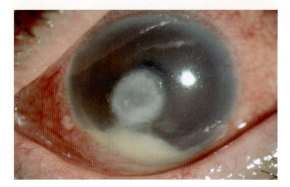

図 6. モラクセラ角膜炎

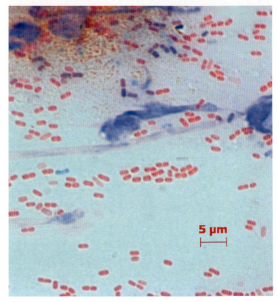

図 7. モラクセラのグラム染色像
大型のグラム陰性双桿菌

で細菌の PCR に関して詳しく解説されており，①培養結果を待つことなくただちに結果を得ることができる，②抗菌薬使用後でも菌の定量や同定に優れる，③コピー数の測定により菌量の絶対評価が可能である，④培養で検出できなくてもシークエンスにより菌の同定が可能である，といった利点がある．従来行われていた conventional PCR は感度や定量性が低く，コンタミネーションの問題もあって適応が限られていた．その後出現した real-time PCR によりコピー数の定量が可能になり，コンタミネーションと有意な DNA 検出が区別できるようになったことで角膜擦過物を検体として用いることが可能になった[7]．しかしながら各標的ごとに検査を設定して DNA サンプルを使用する必要があった．そこで登場したのが最新のマルチプレックス real-time PCR である．比較的安価で，1 回の PCR で複数の病原体が網羅的に検査できるため，スクリーニングには最適である．ただし，すでにターゲットとなる病原体が絞られていて経時的に治療効果の判定を行いたい場合などは通常の real-time PCR が適している．

また，李らは 2016 年の論文[8]で，抗菌薬に接触した菌が塗抹検鏡で菌量の減少，染色性の低下，菌の輪郭の不明瞭化と大小不同を示したことを報告している．このことから，抗菌薬治療開始前に塗抹検鏡を行うことの重要性と，すでに治療が開始されている症例の塗抹検鏡を行う場合には注意が必要であることがわかる．

まとめ

細菌性角膜炎の診察をする場合，まずは問診，肉眼的診察，細隙灯顕微鏡検査の所見によって角膜潰瘍の原因に見当をつけ，次に病巣掻爬・検鏡・培養によって起炎菌を同定していく．検鏡で菌体がみられなければ問診や診察所見から推定される菌に，検鏡で菌体がみられればその菌に感受性がありそうな抗菌薬で治療を開始し，培養結果が出れば必要に応じて抗菌薬を変更する．治療開始後も所見の変化に注意を払い，変化が出てきた場合や所見が停滞している場合には診断と治療の見直しや点眼薬の整理を継続的に行う．

文　献

1) 秦野　寛：細菌性角膜炎．眼科，**38**：567-573, 1996.
2) 感染性角膜炎全国サーベイランス・スタディグループ：感染性角膜炎全国サーベイランス―分離菌・患者背景・治療の現状―．日眼会誌，**110**：961-972, 2006.
   Summary　2003 年の我が国の感染性角膜炎の動向がまとめられた文献．
3) 出口香穂里：難治性角膜潰瘍の診断と治療．MB OCULI，**59**：67-75, 2018.
4) 鈴木　崇：細菌性角膜炎の治療ポイント．眼科グラフィック，**4**(3)：284-287, 2015.
5) 細谷友雅：角膜上皮．専門医のための眼科診療クオリファイ 30　眼の発生と解剖・機能，中山書店，pp. 107-115, 2016.

6) 宮﨑　大：難治性前眼部感染症に対する PCR. 臨眼，**71**(2)：176-186, 2017.
　Summary　PCR の歴史と有用性がわかりやすくまとめられた文献.
7) 戸所大輔，鈴木　崇：眼感染症. あたらしい眼

科，**35**(1)：85-91, 2018.
8) 李　蘭若，佐々木香る，前田美佐穂ほか：抗菌点眼薬接触による細菌形態の塗抹標本上の変化. あたらしい眼科，**33**(10)：1497-1502, 2016.

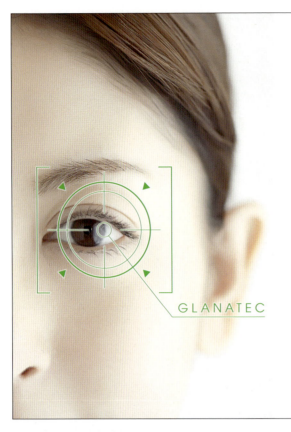

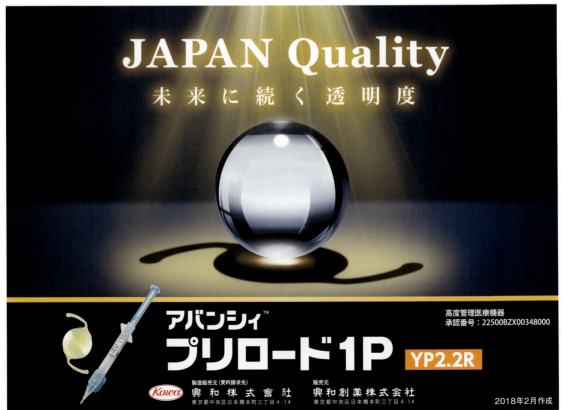

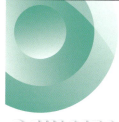

特集／Brush up 眼感染症—診断と治療の温故知新—

眼感染症レビュー

ウイルス性角膜炎

細貝真弓*

Key Words : ウイルス性角膜炎(viral karatitis), 角膜ヘルペス(herpetic keratitis), 単純ヘルペスウイルス(herpes simplex virus : HSV), 水痘・帯状疱疹ウイルス(varicella-zoster virus : VZV), サイトメガロウイルス(cytomegalovirus : CMV), 角膜内皮炎(corneal endotheliitis)

Abstract : 角膜炎の原因となりうる主なウイルスは，ヒトヘルペスウイルスである．ヒトヘルペスウイルスには9種類存在するが，中でも，単純ヘルペスウイルス，水痘・帯状疱疹ウイルスは，角膜炎の起因ウイルスとして古くより知られてきた．病変の主座によって，角膜上皮炎，角膜実質炎，角膜内皮炎と異なる病型を呈する．近年，サイトメガロウイルスも角膜内皮炎に関わることが明らかとなった．臨床所見と併せて，再発の病歴，PCR 法などを用いた的確な診断のもと，抗ウイルス薬の局所投与を行う．病態によっては，免疫反応を抑制するためにステロイド点眼の併用も必要になる．特に，サイトメガロウイルス角膜内皮炎においては，病態の詳細が不明で，標準的治療法が確立されていないが，アジアを中心に新たな知見が蓄積されつつある．

はじめに

ウイルス性角膜炎の主な原因ウイルスは，ヒトヘルペスウイルスであり，さまざまな病態の角膜炎を引き起こす．本稿では，単純ヘルペスウイルス(herpes simplex virus : HSV)による角膜ヘルペス，水痘・帯状疱疹ウイルス(varicella-zoster virus : VZV)による偽樹枝状角膜炎，サイトメガロウイルス(cytomegalovirus : CMV)角膜内皮炎について，歴史的背景や標準的な診断・治療について述べる．また，CMV 角膜内皮炎の病態に関する知見を紹介する．

疾患の歴史的背景

HSV による角膜炎は角膜ヘルペスと称され，三叉神経節に潜伏した HSV が精神的ストレス，寒冷，免疫抑制，紫外線曝露などが引き金となって再活性化し発症する．HSV には1型(HSV-1)と2型(HSV-2)があり，顔面の皮疹や口唇ヘルペスはHSV-1 によるものが多く，特に角膜ヘルペスはほとんど HSV-1 による．病変の主座により，上皮型(上皮炎)，実質型(実質炎)，内皮型(内皮炎)に分類され多彩な臨床像を呈する．

上皮型角膜ヘルペスは，三叉神経節で再活性化した HSV が軸索を介して角膜上皮に到達し増殖して生じる．樹枝状角膜炎が特徴的であるが，これと鑑別を要する疾患として，VZV による偽樹枝状角膜炎が挙げられる．VZV は，初感染で水痘を起こした後，三叉神経節に潜伏感染し，何らかの誘因で再活性化し，三叉神経第1枝領域に眼部帯状疱疹を生じる．特に，鼻毛様体神経の支配領域である鼻背，鼻尖に皮疹がある場合に角膜炎，結膜炎，虹彩毛様体炎，強膜炎などの眼合併症を生じることが多い(Hutchinson 徴候)．眼部帯状疱疹

---

* Mayumi HOSOGAI, 〒371-8511　前橋市昭和町3-39-22　群馬大学眼科

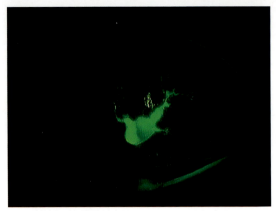

図 1. 上皮型角膜ヘルペス（地図状角膜炎）
樹枝状に縁どられた（dendritic tail）特徴的な形態の上皮欠損部位が蛍光色素で緑色に染色されている．

患者の約 2/3 に角膜炎を生じるとされ，偽樹枝状病変の他に，点状表層角膜症，角膜実質炎，角膜ぶどう膜炎，角膜内皮炎などさまざまな所見を認める．

HSV，VZV ともに原因となる角膜内皮炎は，角膜内皮細胞層に炎症の主座が存在し，角膜内皮細胞の機能不全による角膜上皮浮腫，角膜後面沈着物，眼圧上昇などを呈する．1982 年に，角膜移植後の拒絶反応に似た所見を呈する自己免疫疾患として，初めて報告され[1]，ステロイド治療に反応したことから，当時は自己免疫が関与する病態と考えられていた．その後，前房水や組織中の抗原・DNA の存在により，HSV，VZV が関与していることが明らかとなった．

そして，2006 年に小泉ら[2]が，角膜内皮炎に CMV が関わることを報告して以来，アジアを中心とした各国から症例報告が相次ぎ，免疫機能不全のない患者に発症する CMV 感染症として注目されている．原因不明の角膜炎のうち，上皮型と実質型からは CMV は検出されず，原因不明の角膜内皮炎症例の約 25％に CMV が同定され，HSV や VZV より高い割合で CMV が角膜内皮炎の原因となりうることが明らかとなった[3]．臨床的知見が蓄積され，厚生労働省難治性疾患研究班によって，CMV 角膜内皮炎診断基準が提唱された[4]．病態は未だ不明で，標準的治療法は確立されていないが，実態把握に関する臨床研究や，病態や発症機序に関する研究も進められている．

標準的な診断法

1．角膜ヘルペス
a）上皮型（上皮炎）

HSV が上皮で著明に増殖して，上皮細胞が細胞変性を起こし脱落する．臨床病型は角膜上皮欠損の程度によって，樹枝状角膜炎と地図状角膜炎に分けられる．樹枝状角膜炎では，特徴的な樹枝状病変を示す．枝の末端が先細りにならず膨らんだ状態である末端膨大部（terminal bulb），上皮欠損辺縁部の混濁・隆起・縁取りを伴う[5]．これが遷延化すると上皮欠損が拡大して地図状角膜炎の形をとり，その場合も全体が縁どられたような特徴や樹枝状を疑わせる部分（dendritic tail）がある（図 1）．免疫状態の異常やステロイド点眼薬の使用によって，非典型的な所見を示すことがあるので注意を要する．

診断においては特徴的な角膜所見に加えて，角膜ヘルペスは再発性であるため，同様の既往の存在の聴取が重要である．角膜知覚の低下を生じることが多いので，Cochet-Bonnet 角膜知覚計で計測する．確定診断には，病変の角膜上皮擦過物からの HSV 分離が必要であるが，煩雑で結果が出るまでに時間を要し，感度も悪いため，現在臨床現場でほとんど行われていない．また，蛍光抗体法を用いて，病変部の辺縁上皮に HSV 抗原の有無を確認することができるが，免疫クロマトグラフィ法[6]が使用できるようになったこともあり，現在ほとんど行われていない．免疫クロマトグラフィ法という抗原抗体反応を応用した，HSV 抗原定性検査キット（チェックメイト® ヘルペスアイ）が，2011 年に保険収載された．操作が簡便で，迅速に上皮型角膜ヘルペスの補助診断ができる．採取した検体を浸した抽出液を試料滴下部に滴下し，着色ラインの出現を目視確認して，陽性・陰性を判定する．特異性が 100％であるため，陽性であれば HSV 感染と判断できる[6]．一方，感度は 60％程度であり，陰性であっても HSV 感染を否定することはできないので注意を要する．

近年，分子細胞生物学的に微量 DNA を検出する polymerase chain reaction(PCR)法が補助診断に応用されている．上皮型角膜ヘルペスでは，角膜擦過物あるいは涙液を用いた，HSV-DNA の同定が診断に有用である．また，リアルタイム PCR 法にて，HSV-DNA を定量することができる．HSV では無症候性排泄があり，病因でない微量の DNA を検出してしまう可能性があるため，HSV 量が少ない場合は，臨床所見や治療に対する反応と併せて総合的に診断する．PCR 法は，あくまで DNA の存在が示されるのみであり，活動性ウイルスの存在を証明しているわけではないため，結果の解釈に注意を要する．

b）実質型（実質炎）

実質型角膜ヘルペスは，角膜実質細胞に感染した HSV に対する免疫・炎症反応により起こる病変である．再発性病変で，上皮型角膜ヘルペスの既往がある場合が多く，上皮型の再発を繰り返すと実質型に移行しうる．実質型と上皮型を同時に併発する場合もある．円板状角膜炎と壊死性角膜炎の臨床病型があり，初期には円板状角膜炎を呈する．主として角膜中央部に円形の実質浮腫，細胞浸潤を生じ，病巣部の境界には免疫輪と呼ばれるリング状の細胞浸潤を伴う．実質浮腫の部分には，小型～中等大の角膜後面沈着物を伴うことが多い．円板状角膜炎の再発を繰り返すと，実質の瘢痕形成，壊死，血管侵入，脂肪沈着を伴った壊死性角膜炎となる(図 2)．実質型角膜ヘルペスと鑑別が必要な疾患として，VZV による角膜実質炎やアカントアメーバ角膜炎による実質混濁が挙げられる．

病巣部からの HSV 分離培養・同定によって確定診断できるが，実際には困難である．また，病態の本態が HSV 増殖ではないので，前房水を用いた PCR 法の検出率は低いとされる．上皮型角膜ヘルペス既往の有無，角膜知覚低下，臨床所見から判断する．

c）内皮型（内皮炎）

内皮型角膜ヘルペスは，炎症の主座が角膜内皮

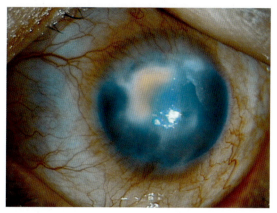

図 2．実質型角膜ヘルペス（壊死性角膜炎）
円板状角膜炎の再発を繰り返すと，角膜実質の壊死と血管侵入を伴った壊死性角膜炎となる．

細胞層にあるため，角膜内皮細胞の機能不全による角膜浮腫を生じる．角膜浮腫は限局性に周辺部から生じる型と中心近傍に生じる型がある．病巣部および病巣先端部に沿った角膜後面沈着物を伴い，角膜上皮に樹枝状病変や，実質中に高度の細胞浸潤を認めない(図 3)．角膜内皮細胞密度の減少，眼圧上昇を呈することが多い．臨床所見と併せて，前房水の PCR によって HSV-DNA が検出されれば確定診断できる．

2．VZV による偽樹枝状角膜炎

HSV による樹枝状角膜炎との鑑別を要するが，上皮表層の隆起した病巣であり，中央の溝状陥凹がないこと，フルオレセインに対する染色性が弱く，terminal bulb が認められないことより区別される[5]．眼部帯状疱疹の場合，特徴的な皮疹と神経痛を伴うため診断は容易だが，皮膚症状を欠き角膜炎，虹彩炎など眼部帯状疱疹に特徴的な眼合併症を呈する無疹性帯状疱疹（zoster sine herpete）もあるので注意が必要である．上皮病変は4～6 日で消退するが，角膜実質炎や虹彩毛様体炎，強膜炎など，免疫反応が主体の病変は皮疹の鎮静化以降に起こる場合があり，皮疹消退後の観察も重要である．

特徴的な角膜所見と三叉神経支配領域の皮疹と神経痛，血清抗体価の 4 倍以上の上昇，皮疹からの多核巨細胞や VZV 抗原の検出，角膜擦過物からの PCR 法による VZV-DNA の証明などにより総合的に診断する．

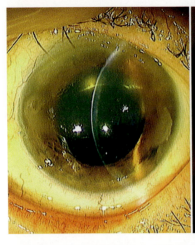
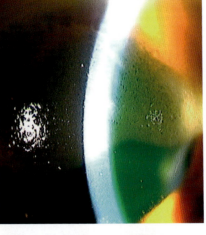

図 3.
内皮型角膜ヘルペス(HSV 角膜内皮炎)
上方周辺部から中心にかけて限局性の角膜浮腫を認める.

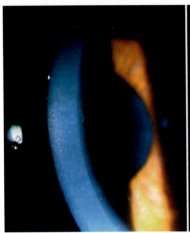
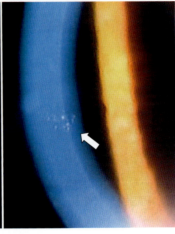

図 4.
CMV 角膜内皮炎
白色で小型の角膜後面沈着物.一部に沈着物が小円形に集簇するコインリージョンを認める(矢印).

3.CMV 角膜内皮炎

免疫正常な中高年の男性に多く,通常片眼性で,典型例では円形に配列した白色の角膜後面沈着物からなるコインリージョンがみられる(図4).再発性・慢性の虹彩毛様体炎や眼圧上昇の既往があることが多く,罹病期間が長くなると虹彩萎縮,併発白内障,続発緑内障,角膜内皮細胞密度の減少,水疱性角膜症をきたす[5].

これらの特徴的な臨床所見に加え,前房水を採取して PCR 検査を行い CMV が検出されれば確定診断できる[4].同時に HSV-DNA と VZV-DNA が陰性であることを証明する必要がある.CMV 定量数は前眼部炎症の重症度に相関すると報告されており[7],リアルタイム PCR による CMV の定量は,治療効果の判定に有用である.また,原因不明の水疱性角膜症や,角膜移植後に拒絶反応様の炎症を繰り返し複数回の角膜移植の既往を持つような症例では,CMV 角膜内皮炎を疑って CMV 検索を行うことが望ましい.

標準的な治療法

原因ウイルスや病態によって,使用する抗ウイルス薬や投与方法が異なる.また,病態に応じてステロイドの併用を要する.

1.角膜ヘルペス

a)上皮型(上皮炎)

上皮細胞における HSV 増殖を抑制するために,抗ウイルス薬としてアシクロビルまたはプロドラッグであるバラシクロビル内服を使用する.アシクロビルは HSV および VZV がもつチミジンキナーゼの存在下で活性型となりウイルス合成を特異的に阻害する.アシクロビル(ゾビラックス®)眼軟膏1日5回点入が原則で,混合感染の予防のために抗菌薬点眼1日3回を併用する.上皮病変

の消失後は，アシクロビル眼軟膏の回数を漸減して，2〜3週間程度で中止する[5]．アシクロビル眼軟膏の副作用として点状表層角膜症を生じることがあり，重度の場合はバラシクロビル（バルトレックス®）内服への変更を検討する．

3週間を経ても軽快しない場合，HSV以外が原因の偽樹枝状角膜炎，アシクロビル耐性HSV角膜炎などを考える．偽樹枝状角膜炎を呈する疾患として，VZV角膜炎，アカントアメーバ角膜炎，薬剤毒性角膜症に伴うepithelial crack lineが挙げられる．アシクロビル耐性HSV角膜炎は，進行の速度が通常のHSV角膜炎に比して遅いことを除いて，特徴的な臨床所見に乏しいとされる．確定診断は検体からのウイルス培養および薬剤感受性試験によるが，手技的に煩雑で困難である．リアルタイムPCRによるHSV定量数が，アシクロビル治療前後の検体で変化がない場合は，アシクロビル耐性HSVの存在が示唆される[8]．治療は，アシクロビルと作用機序の異なる抗HSV薬である0.1%トリフルオロチミジン（trifluorothymidine：TFT）を自家調整し点眼として使用する．

b）実質型（実質炎）

アシクロビル眼軟膏（1日3〜5回）に加えて，ステロイド点眼（1日3回）による免疫反応の抑制が必要で，2〜3か月かけて漸減，中止する．アシクロビル眼軟膏を使用せずにステロイド点眼のみで対処すると当初は軽快するが，再発・再燃が生じやすく，経過中に上皮型を発症することもある．また，ステロイドは月単位で漸減することが重要で，急に中止すると再発・再燃が生じやすい[5]．壊死性角膜炎などの重症例では，バラシクロビル内服，ステロイド内服を考慮する．薬物療法に反応しない強い瘢痕性の角膜混濁が残った場合は角膜移植術の適応となる．

c）内皮型（内皮炎）

病態が不明で標準的治療は確立していないが，実質型と同様に，抗HSV薬とステロイドを併用して治療されている．初期治療として，抗HSV薬の全身投与と局所投与を4〜12週間程度行い，そ

の後は維持療法として局所投与のみを継続する．アシクロビル眼軟膏（1日5回）と0.1%フルオロメトロン（0.1%フルメトロン®）などのステロイド点眼薬（1日4回），混合感染予防のために抗菌薬点眼（1日2〜4回）を使用する．また，バラシクロビル内服（1日1,000〜2,000 mg）を2〜4週間行う．高度の角膜浮腫や虹彩炎を伴う症例では，ベタメタゾン（リンデロン®）内服（1日1〜2 mg）やプレドニゾロン（プレドニン®）内服（1日5〜10 mg）などのステロイドの全身投与を追加する場合がある．炎症所見が改善していることを確認し，アシクロビル眼軟膏とステロイド点眼薬を1日3回程度，バラシクロビル内服を500〜1,000 mgに減量して，さらに2〜3週間程度投与を続ける．その後は局所投与のみを数か月間継続し，再発の徴候がなければ投薬を中止する．再発症例や，すでに角膜内皮障害が進行している症例では，投薬の漸減はより慎重に行う．

2．VZVによる偽樹枝状角膜炎

アシクロビル眼軟膏を用い，上皮病変が消失すれば投与を中止する．アシクロビル眼軟膏は，上皮型角膜炎ヘルペスよりも反応不良なことが多く，長期間投与が必要な場合がある．バラシクロビル内服を併用することもある．

3．CMV角膜内皮炎

標準的治療法は確立されていないが，ステロイド点眼薬，散瞳薬，眼圧下降点眼薬に加え，抗CMV薬であるガンシクロビル（点滴静注[9]，硝子体内注射[10]，点眼[9,11]）やガンシクロビルのプロドラッグであるバルガンシクロビル内服[9]の有用性が報告されている．本疾患に対して抗CMV薬の保険適用はないため，各施設の倫理審査委員会の承認と患者の同意を得る必要がある．

初期治療の一例として，抗CMV薬の全身投与と局所治療を併用する．全身投与はCMV網膜炎に準じた方法により，ガンシクロビル（デノシン®）点滴（体重1 kgあたり5 mg×1日2回）を2週間，またはバルガンシクロビル（バリキサ®）内服（900 mg×1日2回）を4〜12週間使用する．骨髄

抑制，腎不全などの副作用がみられるため，血液検査を定期的に行い投与期間や投与量を調節する．局所治療の一例として，0.5％ガンシクロビル点眼（1日4〜8回）と0.1％フルオロメトロン点眼（1日4回），混合感染予防のために抗菌薬点眼（1日2〜4回）を併用する．角膜内皮炎の所見が鎮静化されれば全身投与を終了し局所治療のみを継続する．

ガンシクロビル点眼液は市販されておらず倫理委員会の承認と自家調整が必要である．濃度は0.5〜2％の報告があり，再発予防と角膜内皮細胞の保持への有効性が示されている[11]．点眼をいつまで継続する必要があるかに関するエビデンスは確立されていないため，定期的な経過観察を要する．また近年，欧米で角膜ヘルペス治療薬として承認されている0.15％ガンシクロビルゲル製剤（Virgan®）の有用性も報告されている[12]．

最新の情報
—CMV 角膜内皮炎の病態に関する研究—

CMV は骨髄前駆細胞やマクロファージなどに潜伏感染し，免疫不全者に網膜炎を含む日和見感染症をきたすウイルスとして知られてきた．CMV 角膜内皮炎は免疫正常者に発症することから，この日和見感染症とは異なる特殊な病態であると考えられている．前房関連免疫偏位（anterior chamber-associated immune deviation：ACAID）[13]と呼ばれる前房内の特異な免疫抑制状態を背景として，角膜内皮[14)15)]や線維柱帯[16)17)]などの前眼部組織でCMV が増殖し，炎症を惹起するものと推測されている．

角膜内皮細胞にCMV が感染していること自体は不明であるが，生体共焦点角膜顕微鏡によって，角膜内皮病変にCMV 感染細胞で特徴的な病理学的所見である owl's eye（ふくろうの目）所見が認められ，角膜内皮細胞へのCMV 感染を示唆する所見と報告された[18]．初代培養角膜内皮細胞を用いた実験ではCMV は非常に効率よく増殖でき[14]，感染細胞は自然免疫系の抗CMV 応答を惹

起し，獲得免疫系も賦活化することが示された[15]．また，角膜移植片不全例の病理学的検討で，角膜内皮細胞と角膜実質細胞に CMV 免疫染色陽性像が認められたと報告された[19]．これらの報告から角膜内皮細胞でCMV が増殖している可能性は認知されつつある．

さらに，初代培養線維柱帯細胞でもCMV が増殖でき[17]，房水流出抵抗を上昇させるサイトカインの1つとして知られる TGF-β の産生を増強することが報告された[16]．CMV が線維柱帯細胞に感染し，増加した前房内の TGF-β が細胞外マトリックスの産生を促進し分解を阻害することなどで，眼圧上昇に寄与する可能性が示唆されている．

CMV は骨髄球系前駆細胞や単球に潜伏感染していると考えられているが，本疾患におけるCMV の再活性化機構などまだまだ不明な点が多く，多分野にわたる研究による全体像の解明と標準的治療法の確立が期待される．

文　献

1) Khodadoust AA, Attarzadeh A：Presumed auto-immune corneal endotheliopathy. Am J Ophthalmol, **93**(6)：718-722, 1982.

2) Koizumi N, Yamasaki K, Kawasaki S, et al：Cytomegalovirus in aqueous humor from an eye with corneal endotheliitis. Am J Ophthalmol, **141**(3)：564-565, 2006.
　Summary サイトメガロウイルスが角膜内皮炎に関与することを，世界で初めて報告した．

3) Kandori M, Inoue T, Takamatsu F, et al：Prevalence and features of keratitis with quantitative polymerase chain reaction positive for cytomegalovirus. Ophthalmology, **117**(2)：216-222, 2010.

4) 小泉範子：【眼感染症診断の温故知新】ウイルス編 CMV 角膜内皮炎の診断基準．あたらしい眼科，**32**(5)：637-641, 2015.

5) 木下　茂，塩田　洋，浅利　誠ほか：【感染性角膜炎診療ガイドライン（第2版）】．日眼会誌，**117**(6)：467-509, 2013.

6) Inoue Y, Shimomura Y, Fukuda M, et al：Multicentre clinical study of the herpes simplex virus immunochromatographic assay kit for the diagnosis of herpetic epithelial keratitis. Br J Oph-

thalmol, **97**(9)：1108-1112, 2013.

7) Miyanaga M, Sugita S, Shimizu N, et al：A significant association of viral loads with corneal endothelial cell damage in cytomegalovirus anterior uveitis. Br J Ophthalmol, **94**(3)：336-340, 2010.

8) Inoue T, Kawashima R, Suzuki T, et al：Real-time polymerase chain reaction for diagnosing acyclovir-resistant herpetic keratitis based on changes in viral DNA copy number before and after treatment. Arch Ophthalmol, **130**(11)：1462-1464, 2012.

9) Koizumi N, Inatomi T, Suzuki T, et al：Clinical features and management of cytomegalovirus corneal endotheliitis：analysis of 106 cases from the Japan corneal endotheliitis study. Br J Ophthalmol, **99**(1)：54-58, 2015.
Summary 106 例のサイトメガロウイルス角膜内皮炎症例の後ろ向き検討から，疾患の特徴が明らかとなり，診断基準が提唱された.

10) Hwang YS, Lin KK, Lee JS, et al：Intravitreal loading injection of ganciclovir with or without adjunctive oral valganciclovir for cytomegalovirus anterior uveitis. Graefes Arch Clin Exp Ophthalmol, **248**(2)：263-269, 2010.

11) Su CC, Hu FR, Wang TH, et al：Clinical outcomes in cytomegalovirus-positive Posner-Schlossman syndrome patients treated with topical ganciclovir therapy. Am J Ophthalmol, **158**(5)：1024-1031, 2014.

12) Koizumi N, Miyazaki D, Inoue T, et al：The effect of topical application of 0.15% ganciclovir gel on cytomegalovirus corneal endotheliitis. Br J Ophthalmol, **101**(2)：114-119, 2017.

13) Zheng X, Yamaguchi M, Goto T, et al：Experimental corneal endotheliitis in rabbit. Invest Ophthalmol Vis Sci, **41**(2)：377-385, 2000.

14) Hosogai M, Shima N, Nakatani Y, et al：Analysis of human cytomegalovirus replication in primary cultured human corneal endothelial cells. Br J Ophthalmol, **99**(11)：1583-1590, 2015.
Summary 初代培養角膜内皮細胞でヒトサイトメガロウイルスが効率よく増殖できることを明らかにした.

15) Miyazaki D, Uotani R, Inoue M, et al：Corneal endothelial cells activate innate and acquired arm of anti-viral responses after cytomegalovirus infection. Exp Eye Res, **161**：143-152, 2017.

16) Choi JA, Kim JE, Noh SJ, et al：Enhanced cytomegalovirus infection in human trabecular meshwork cells and its implication in glaucoma pathogenesis. Sci Rep, **7**：43349, 2017.

17) Shimizu D, Miyazaki D, Shimizu Y, et al：Infection of endotheliotropic human cytomegalovirus of trabecular meshwork cells. Jpn J Ophthalmol, **62**(6)：667-676, 2018.

18) Kobayashi A, Yokogawa H, Higashide T, et al：Clinical significance of owl eye morphologic features by in vivo laser confocal microscopy in patients with cytomegalovirus corneal endotheliitis. Am J Ophthalmol, **153**(3)：445-453, 2012.

19) Chan AS, Mehta JS, Al Jajeh I, et al：Histological features of Cytomegalovirus-related corneal graft infections, its associated features and clinical significance. Br J Ophthalmol, **100**(5)：601-606, 2016.

特集/Brush up 眼感染症―診断と治療の温故知新―

眼感染症レビュー

真菌性角膜炎

横倉俊二*

Key Words : 真菌性角膜炎(mycotic keratitis, fungal keratitis), 糸状菌(filamentous fungi), 酵母菌(yeast-like fungi), 鏡検(direct microscopic examination), 培養(culture), ボリコナゾール(voriconazole)

Abstract : 真菌性角膜炎は酵母菌によるものと糸状菌によるものとに大別される. 糸状菌による角膜炎では辺縁の毛羽立ちを伴った白色〜灰白色の浸潤を呈し, hyphate ulcer と称される. また内皮面に endothelial plaque と呼ばれる沈着物を伴うことも多い. 酵母菌による角膜炎では, 浸潤病変は融解傾向を伴う円形を呈し, 糸状菌のような辺縁の毛羽立ちは目立たないことが多い. 診断には角膜擦過物の鏡検と培養が現在も重要であるが, 近年, 共焦点顕微鏡, 前眼部 OCT, PCR が用いられるようになり, 診断の補助に一役買っている. 治療は角膜擦過・抗真菌薬点眼・抗真菌薬全身投与を組み合わせて用いる. 抗真菌薬点眼・全身投与として, ボリコナゾールの使用頻度が高くなっている. また最新の治療として, 角膜クロスリンキングが海外を中心に導入されており, 保存的治療に抵抗する症例への有効な治療法として期待される.

　真菌性角膜炎は感染性角膜炎の中では頻度は低いものの, 失明や重篤な視力低下に至る危険があるため, 適切な診断と治療が重要である. 原因は酵母菌によるものと糸状菌によるものとに大別される.

疾患の歴史的背景

　いくつかの疫学調査によると, 例えばインドのハイデラバード市では約 10.5 年の間に 1,360 例[1], 中国北部では 6 年間で 654 例の発症がみられた[2]のに対し, 米国のニューヨーク市では 16 年間で 57 例 61 眼[3]と, 衛生状態が悪い地域での発症数が多い. こうした地域での真菌性角膜炎の発症原因としては, 糸状菌の割合が高い. 感染のきっかけとなるのは多くの場合, 植物の葉や枝との直接接触(いわゆる「つき目」)である. 一方で衛生状態がよい地域では糸状菌による角膜炎の割合は低く, 酵母菌による角膜炎の割合が高い. これはこのような地域においては農業の機械化や都市化によって, 植物との直接接触の機会が減っている一方, 社会の高齢化や糖尿病患者の増加等によって, 免疫低下状態にある症例が増加し, 常在菌であるカンジダ属への感染例が増えたためであると推察される. 角膜炎の原因となる糸状菌には, 本邦の場合 *Fusarium* 属, *Aspergillus* 属, *Alternaria* 属, *Paecilomyces* 属, *Penicillium* 属等が挙げられる. 海外では *Fusarium* 属, *Aspergillus* 属, *Paecilomyces* 属の他, *Curvularia*, *Scedosporium apiospermum* の頻度も高い. いずれも皮膚や結膜嚢には常在しておらず, 外部から入り込むことによって感染する. 角膜炎の原因となる酵母菌はほとんどがカンジダ属であり, *Candida albicans* の他, *C. parapsilosis* や *C. glabrata* 等も検出される. カンジダ属は皮膚や結膜嚢の常在菌であり, 眼科手術後のステロイド点眼継続下(特に角膜移植後)でみられる局所の免疫抑制状態や, 高

---

* Shunji YOKOKURA, 〒980-8574　仙台市青葉区星陵町 1-1　東北大学病院, 講師

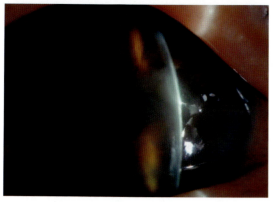

図 1. 糸状菌による角膜炎の一例
72歳, 男性. 農作業中に泥が眼に入り, その後眼痛と充血を生じた. 抗菌薬治療に抵抗性のため当院紹介. 角膜擦過物から *Fusarium* が検出された.

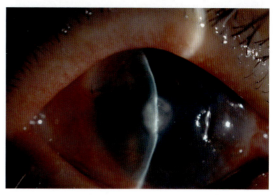

図 2. 酵母菌による角膜炎の一例
60歳, 女性. 眼類天疱瘡に続発した角膜輪部機能不全と瞼球癒着に対して羊膜移植術＋表層角膜移植術＋アロ角膜輪部移植術を実施. リン酸ベタメタゾン点眼とリン酸ベタメタゾン内服を使用していたところ, 角膜中央部に浸潤病変が出現した. 角膜擦過物から *Candida albicans* が検出された.

齢・糖尿病・免疫抑制剤の全身投与例等でみられる全身の免疫抑制状態で角膜炎を引き起こす.

標準的な診断法

1. 問診

真菌性角膜炎の診断においても, まずは問診が重要である. 発症前に植物との直接接触があった場合は糸状菌を疑う根拠となる. 真菌性角膜炎は発症から自覚症状が出るまで長期間を要する場合があるため, 数か月前まで遡って聴取する必要がある. また, 糖尿病の治療歴がある症例や角膜移植後にステロイド点眼を長期間使用している症例では酵母菌を念頭におく.

2. 細隙灯顕微鏡

糸状菌による角膜炎では辺縁の毛羽立ちを伴った白色～灰白色の浸潤を呈することが特徴であり, hyphate ulcer と称される. また内皮面に endothelial plaque と呼ばれる沈着物を伴うことも多い. 糸状菌による角膜炎の初期では実質組織の破壊は弱いが, 一方で病変が小さい内から前房内炎症を強く伴うことが多い(図1). *Alternaria* では角膜表層に面状に広がる点が特徴的である.

酵母菌による角膜炎では, 浸潤病変は融解傾向を伴う円形を呈し, 糸状菌のような辺縁の毛羽立ちは目立たないことが多い(ただし, カンジダ属は偽菌糸を形成するため, 辺縁の毛羽立ちが認められる例もある)(図2). このため細隙灯顕微鏡所見のみではグラム陽性球菌による角膜炎との鑑別は困難であり, 鏡検・培養による鑑別が必要となる.

3. 鏡検・培養

細菌やアカントアメーバによる角膜炎と同様に, 病巣擦過物の鏡検と培養も重要である. 仰臥位にて開瞼器を装着し, ゴルフ刀や円刃刀にて病巣を搔爬する. 浸潤病変の中央よりも辺縁, あるいは潰瘍底に病原体が存在していることが多いため, その部分を特に念入りに搔爬する. その際, 病変が固い場合は糸状菌である可能性が高い. 擦過物は培養に提出する分と鏡検に用いる分とをそれぞれ採取するが, 後者に用いる検体は少量でよいので, 培養に提出する分を先にしっかりと採取する. 鏡検においてはグラム染色でも十分診断は可能である(図3)が, ファンギフローラY® を用いて染色することにより, 真菌を特異的に検出することができるので有用である. しかしファンギフローラY® を用いた観察には蛍光顕微鏡が必要であるため, 診療所レベルでは難しいことが多い. 鏡検に用いる検体をスライドグラスに塗布する際, 綿棒によっては繊維が病変とともに塗布されてしまい, 観察の妨げとなることがあるので, ゴルフ刀等で直接スライドグラスに擦過物を塗布するようにするか, ダクロン綿棒を用いて塗布するとよい. 検体はスライドグラス上にできるだけ薄く広げるとよい. 培養においては専用の培地が必

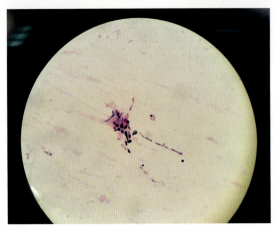

図 3. *Candida* 角膜炎患者の角膜擦過物のグラム染色像
培養検査と合わせて *Candida albicans* と診断した（山形市立病院済生館 吉田真彰先生の御厚意による）．

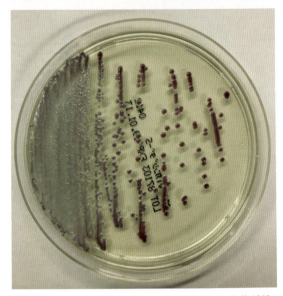

図 4. *Candida* 角膜炎患者の角膜擦過物の培養所見
Vi カンジダ寒天培地（ポアメディア®）を使用．コロニーが赤紫色に染まるため，*Candida albicans* と診断された（図3と同一症例．山形市立病院済生館 吉田真彰先生の御厚意による）．

要である他，特に糸状菌の場合，最適な培養温度が菌種によって異なるため，また培養期間も細菌に比べて長期（4～6週間程度かかる場合もある）にわたる場合が多いため，検体が真菌である可能性がある旨を微生物検査室に伝えておく必要がある．一般的にはサブロー・グルコース寒天培地やポテトデキストロース寒天培地を用いるが，培地は2枚用意し，室温と37℃付近で培養する（図4）．これは *Alternaria* 属等，37℃付近での発育が悪く，室温付近での発育が良好な菌種が存在するためである．感受性検査は酵母菌であれば市販のキットがあるため多くの施設で実施可能だが，糸状菌では困難な場合が多い．

4．その他の診断方法

近年使用されるようになった診断法としては，共焦点顕微鏡，前眼部 OCT（optical coherence tomography：光干渉断層計），PCR（polymerase chain reaction）がある．共焦点顕微鏡は Heiderberg 社の網膜観察装置（heiderberg retinal tomography：HRT）に専用の角膜観察用アタッチメントを取り付けることで角膜の観察が可能になる．特に糸状菌の菌糸を生体内で直接観察できる点が利点であり，hyphate-like interlocking, branching white line 等と呼ばれる．また，感染に伴う角膜内神経の変化（神経長の短縮，神経数の減少等）も観察することができる．治療が効果的な場合，炎症細胞数の有意な減少，瘢痕組織の増加，菌糸数の減少が認められるので，これらの変化に注意しながら経時的に観察を行う[4]．また，近年普及している深層層状角膜移植（DALK）や角膜内皮移植術（DSAEK）において，ホスト角膜-ドナー角膜間に感染をきたした場合，角膜擦過がしばしば困難である．このような場合にも共焦点顕微鏡での観察は有用であると考えられる．ただし，これのみでの菌種の同定は困難である．

前眼部 OCT では真菌の直接観察は困難であるが，実質内に囊胞様の空隙が特徴的にみられるとされている[5]．また，本装置では角膜厚の測定が可能であり，治療に伴う角膜浮腫の改善を角膜厚の改善として捉えることができる．

PCR は培養と比べて迅速性に優れており，少量の検体でも実施できるのが利点である．通常は真菌に広く存在している DNA（18S rDNA）を検出するための PCR をまず行い，その後，菌種特異的な配列を検出するための PCR を行って菌種の同定まで行うことができる．他の病原体との鑑別や混合感染の有無を確認するため，Multiplex PCR の形で行うことも可能である[6]．しかし，実際には起炎菌ではない常在菌の DNA を増幅してしま

うことがあるため，結果の解釈には十分な注意が必要である．また，死滅した菌体の DNA も増幅してしまうため，定量的 PCR を経時的に行って，治療改善の指標として使用するのは少々難しい．また，培養・鏡検査と比べると試薬代等のコストがかかる点が難点である．

標準的な治療法

角膜擦過・抗真菌薬点眼・抗真菌薬全身投与が治療の柱である．病変が表層にとどまる場合は糸状菌でも予後が良いことが多いが，糸状菌で病変が深部に至っている場合は治療抵抗性のことが多い．酵母菌では病変が深部に至っていても，比較的予後が良いことが多い．

1. 角膜擦過

特に糸状菌の場合，薬物療法に抵抗性であることが多いため角膜擦過の併用が重要である．1週間に1回程度のペースで，ゴルフ刀等で病変部を実質ごと擦過除去する．擦過を行うたびに擦過物の鏡検・培養を行って，治療効果の確認を行うとよい．

2. 抗真菌薬点眼

自家調剤のものも含めて，点眼として用いられている抗真菌薬はピマリシン，アムホテリシンB, ミコナゾール，フルコナゾール，ボリコナゾール，ミカファンギンである．自家調剤の点眼薬は指定の濃度に調整した後，フィルター滅菌を行いながら点眼瓶に分注する．清潔を保持しながらの作成が望ましいため，またオフラベルでの使用になるため，患者からインフォームドコンセントを取得し，クリーンルーム内で院内製剤として調剤することが推奨される．

ポリエン系の点眼薬として，ピマリシンとアムホテリシン B が用いられている．真菌の細胞膜にあるエルゴステロールに結合し，細胞膜を破壊することで殺菌的に効果を発揮する．角膜上皮欠損がある部分からの角膜透過性は良好である．ピマリシンは唯一市販されている抗真菌薬点眼であり，軟膏としても市販されている．抗菌スペクト

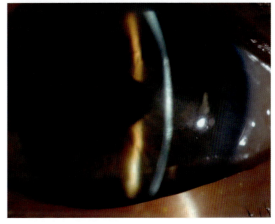

図 5. 図1の症例の治療後
ピマリシン点眼4回，ボリコナゾール点眼1時間毎，ピマリシン軟膏眠前，ボリコナゾール点滴1日 200 mg で加療を開始し，4週間ほどで瘢痕化が得られた．

ラムが非常に広く，抗真菌効果も強く，*Fusarium*への効果も高いのが利点であるが，眼刺激感と充血が必発であり，また角膜上皮細胞に対する毒性も強いため，漫然と使用していると角膜穿孔を引き起こす危険がある．このため *Fusarium* 以外では第一選択とされなくなりつつある．しかし，ピマリシン軟膏は，入眠時の治療として唯一の選択肢であり，その重要性が失われることは当面ないと考えられる(図5)．点眼は1日4〜6回で使用する．アムホテリシン B は注射液を生理食塩水で溶解し，0.1〜0.25％の濃度に調整して使用するが，ピマリシンよりもさらに細胞毒性が強く，刺激感も強い．また，点眼液の安定性もよくないため，本邦ではあまり使用されなくなってきている．

アゾール系の点眼薬として，ミコナゾール(イミダゾール系)，フルコナゾール(トリアゾール系)，ボリコナゾール(トリアゾール系)が用いられている．いずれも局所投与にて良好な角膜透過性を有する．アゾール系の抗真菌薬は小胞体でのエルゴステロース合成を阻害することで効果を発揮する．ミコナゾールは注射液を1％に希釈して使用するが，刺激感があるため，近年あまり使用されなくなっている．フルコナゾールは眼刺激感が非常に少なく，注射液を原液のまま点眼に用いることができるのが利点であるが，*Aspergillus*をはじめとした糸状菌には効果が低く，また，従来

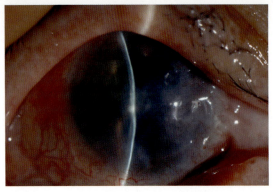

図 6. 図 2 の症例の治療後
ボリコナゾール点眼 1 時間毎,ボリコナゾール点滴 1 日 200 mg で加療を開始し,4 週間ほどで瘢痕化が得られた.

効果が高いとされていた Candida にも耐性株が増えてきているため,使用頻度は減少傾向にある.1 時間毎に点眼する.ボリコナゾールは注射剤を注射用水,または注射用水と生理食塩水の混合物で溶解し,1% に調整して使用する.注射用水のみで点眼を作成すると眼刺激感が強いため,10 ml 程度の注射用水で 1 バイアルを溶解し,これに生食を加えて計 20 ml とするとよい.1 時間毎に点眼する.重篤な副作用がほとんどないため,Fusarium 以外では第一選択としている施設が多い(図 6).

キャンディン系の抗真菌薬としてはミカファンギンが用いられている.キャンディン系の抗真菌薬は真菌の細胞壁構成成分である,1,3-β-D グルカンの合成を阻害することで効果を発揮する.全身投与ではフルコナゾールが効きにくい Aspergillus への効果が高く,また Candida への効果も高いとされているが,点眼投与ではやや効果が不安定な印象がある.1 バイアルを生食で希釈して計 20 ml として使用する.

3. 抗真菌薬全身投与

抗菌薬と同様,局所両方の補助に位置づけられる.病変が浅い所にある場合は必ずしも併用しなくてよい.ポリエン系ではアムホテリシン B があるが,従来のものでは腎毒性の頻度が高いため,リポゾーム化して副作用を軽減したもの(L-AMB)が主流となっている.

アゾール系ではミコナゾール,フルコナゾール,イトラコナゾール,ボリコナゾールが用いられている.ミコナゾールは 1 回 200〜400 mg を 1 日 1〜3 回点滴で投与するが,角膜への移行性は高くない.フルコナゾールは角膜への移行が良好であり,1 日 1 回 50〜300 mg を点滴で投与する.イトラコナゾールはトリアゾール系の抗真菌薬であり,Candida や Aspergillus への有効性が高いとされているが,内服投与であるため全身への移行がやや悪く,結果として角膜への移行性も高くない.150〜300 mg を 1 日 1 回で内服する.ボリコナゾールは 1 回 200〜400 mg を 1 日 1 回内服または点滴で投与する.角膜への移行性はよいが,内服の場合,食直後では血中への移行が悪くなるため,食後 2 時間後での服用が必要な点に注意が必要である.

ミカファンギンは 50〜150 mg を 1 日 1 回,点滴で投与する.

4. 治療的角膜移植

角膜真菌症の治療の基本は角膜擦過と薬物療法であるが,特に糸状菌による角膜炎は酵母菌による角膜炎よりも治療抵抗性であることが多く,菌種を同定して適切な治療を行っているにも関わらず病変が縮小しない例や角膜穿孔に至る例が散見される.このような場合に限り,病変の完全除去を目的として角膜移植(治療的角膜移植)を行う.病変の深さを前眼部 OCT 等で入念に確認し,病変の完全除去を目指して術式・切開位置を選択するが,多くの場合,全層角膜移植が必要になる.病変が中央付近にある場合は特に問題がないが,病変が周辺にある場合,切開デザインをどうするかに難渋することがある.偏心させずに輪部ぎりぎりの大きさまで切開する方法では,全層移植の場合,術後の周辺虹彩前癒着と続発性緑内障の発症が懸念される(図 7,8).一方で偏心させて切開する方法では,縫合糸が瞳孔領にかかることによる視力低下が懸念される.また,強膜を半層程度切開し,移植角膜とホストの組織に段差が生じないようにする必要がある.術後に通常の角膜移植に使用される量でステロイドを投与するのは感染

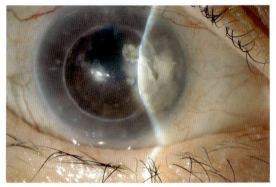

図7. Candida角膜炎の一例
67歳，女性．全層角膜移植後．病変が移植片実質深部にまで存在していたため，点眼加療に抵抗性で徐々に悪化がみられた．

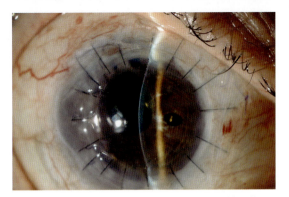

図8. 図7の症例に対する治療的角膜移植術後
病変部が元々の移植片を乗り越えて角膜周辺まで至っていたため，通常よりも大きなサイズでの全層角膜移植を行った．

の再燃のリスクがあるため，初回は凍結保存しておいた角膜で治療的角膜移植を行い，後日落ち着いてから再度新鮮角膜を用いた光学的角膜移植を行うと安全である．DALK や DSAEK 後で移植片とホスト角膜の間に病変がある場合は，病変部の擦過が困難で診断がつけにくいうえに点眼の移行性も悪いため，特に DSAEK では移植角膜の積極的な除去が推奨される．

5．その他

結膜下注射や角膜実質内注射も治療の選択肢として存在する．結膜下注射には従来ミコナゾールが用いられていたが，刺激感が強いため現在ではあまり使用されておらず，ボリコナゾールやミカファンギンが使用されている．角膜実質内注射には近年ボリコナゾールを 5 mg/0.1 ml に調整して用いることが多い．角膜実質内注射は点眼による治療抵抗性の病変に対して，治療的角膜移植を行う前に一顧の価値がある．

最新の情報

1．カスポファンギン系抗真菌薬

カスポファンギンはキャンディン系の新しい抗真菌薬である．局所投与による角膜透過性は良好であり，実験的には Candida albicans, Aspergillus 属，Alternaria alternate に対して有効だが，Fusarium 属への効果は弱いことが判明している[7]．ボリコナゾールでの加療に抵抗性であった Alternaria 角膜炎に対し，本剤の点眼投与を加えることで治癒に至った症例の報告がみられる[8]

が，まだまとまった規模での比較研究は行われていない．

2．角膜クロスリンキング

角膜クロスリンキングは元々，円錐角膜の進行抑止のために開発された手術方法であり，リボフラビンを 30 分間の間に 2～3 分毎繰り返した後，専用の紫外線照射装置で紫外線を角膜に照射することで，角膜実質のコラーゲン線維を固くすることができる．本方法が初めて角膜感染症の加療に用いられるようになったのは 2008 年のこと[9]で，以後本方法によって真菌を含む治療抵抗性の感染性角膜炎，特に病変が角膜実質深部にまで及んでいて点眼の効果が十分でない症例の角膜融解を防いで瘢痕治癒を得ることができるという報告が主に海外からなされるようになってきている[10]ため，治療的角膜移植を回避できる方法として本邦での普及が期待される．

文　献

1) Gopinathan U, Sharma S, Garg P, et al：Review of epidemiological features, microbiological diagnosis and treatment outcome of microbial keratitis：experience of over a decade. Indian J Ophthalmol, **57**：273-279, 2009.
2) Xie L, Zhong W, Shi W：Spectrum of fungal keratitis in north China. Ophthalmology, **113**：1943-1948, 2006.
3) Ritterband DC, Seedor JA, Shah MK, et al：Fungal keratitis at the New York Eye and Ear Infirmary. Cornea, **25**：264-267, 2006.
4) Kurbanyan K, Hoesl LM, Schrems WA, et al：

Corneal nerve alterations in acute Acanthamoeba and fungal keratitis: an in vivo confocal microscopy study. Eye(Lond), **26**: 126–132, 2012.

Summary 共焦点顕微鏡を用いることで，糸状菌の菌糸を直接観察することが可能であるが，これのみで *Fusarium* と *Aspergillus* の鑑別までは行うことができない.

5) Soliman W, Fathalla AM, El-Sebaity DM, et al: Spectral domain anterior segment optical coherence tomography in microbial keratitis. Graefes Arch Clin Exp Ophthalmol, **251**: 549–553, 2013.

6) He D, Hao J, Gao S, et al: Etiological Analysis of Fungal Keratitis and Rapid Identification of Predominant Fungal Pathogens. Mycopathologia, **181**: 75–82, 2016.

Summary 真菌の各属に特異的なプライマーを用いて Multiuplex PCR を行うことで，病原体を大まかに鑑別(細菌か真菌か，等)できるだけでなく，菌種の特定までできる.

7) Thomas PA, Kaliamurthy J: Mycotic keratitis: epidemiology, diagnosis and management Clin Microbiol Infect, **19**: 210–220, 2013.

8) Neoh CF, Leung L, Vajpayee RB, et al: Treatment of Alternaria keratitis with intrastromal and topical caspofungin in combination with intrastromal, topical, and oral voriconazole. Ann Pharmacother, **45**: e24, 2011.

9) Iseli HP, Thiel MA, Hafezi F, et al: Ultraviolet A/riboflavin corneal cross-linking for infectious keratitis associated with corneal melts. Cornea, **27**: 590–594, 2008.

10) Alio JL, Abbouda A, Valle DD: Corneal cross linking and infectious keratitis: a systematic review with a meta-analysis of reported cases. J Ophthalmic Infiamm Infect, **3**: 47, 2013.

Summary 12 報の文献のメタ解析により，点眼治療に抵抗性の感染性角膜炎(真菌性角膜炎を含む)に対して角膜クロスリンキングが有効であることが確認できた旨が述べられている.

特集/Brush up 眼感染症―診断と治療の温故知新―

眼感染症レビュー

アカントアメーバ角膜炎

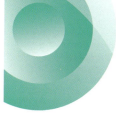

中川　迅*

Key Words : アカントアメーバ(acanthamoeba)，アカントアメーバ角膜炎(acanthamoeba keratitis)，マルチパーパスソリューション(multi-purpose solution)，コンタクトレンズ(contact lens)，放射状角膜神経炎(radial keratoneuritis)

Abstract : アカントアメーバ角膜炎は，本邦で2006年頃から数年アウトブレイクした感染性角膜炎であり，その主な原因はコンタクトレンズ(CL)装用で，特に2週間頻回交換型ソフトコンタクトレンズ装用者の発症が多くみられた．その後，マルチパーパスソリューションの製品性の向上，CLに対する扱いの啓発活動等によってアカントアメーバ角膜炎の発症は減少傾向に至った．しかしながら，いまだアカントアメーバに対しての特効薬は確立されておらず，一度感染が生じアカントアメーバ角膜炎が発症した場合，難治例に至り最終的に角膜移植術が必要となる場合もある．アカントアメーバ角膜炎の臨床像は，他の感染性角膜炎と類似した所見も呈することから，ときに誤診され，誤った薬剤治療が施されるケースがある．アカントアメーバ角膜炎は，臨床像と，その他の検査方法を用いて診断に至ることが重要であり，本稿では診断に至るための必要な事項を述べたい．

疾患の歴史的背景

アカントアメーバ角膜炎(acanthamoeba keratitis)は1974年に英国のNagintonらによって世界で初めて報告され，本邦では1988年に石橋らにより初めて症例報告された感染性角膜炎である．病因の原因微生物であるアカントアメーバは淡水域，水道水，土壌，砂場，室内の塵，など自然界に広く生息している原生動物である．

アカントアメーバの生活環は栄養体(trophozoite)，シスト(cyst)の二相性であり，栄養体は運動能を有し分裂増殖を行う．シストは二層構造の壁を有する形態を呈しており，栄養体が環境の悪化に伴いシストへ変化し，耐乾性，耐熱性，耐薬品性を有するようになる．周囲の環境の改善に伴いシストは再び栄養体となり活動する．

アカントアメーバ角膜炎の発症要因としてコンタクトレンズ(CL)の関与が多く報告されている．初期は非常に稀な疾患であったが，アメリカでソフトコンタクトレンズ(SCL)に関連した急増が報告され，本邦においても2006年頃から数年間アカントアメーバ角膜炎が多発した．アカントアメーバ角膜炎患者の80％程がCL装用者であることが報告されており，うちほとんどが2週間頻回交換SCL(frequent replacement soft contact lens : FRSCL)に関連したものである．2FRSCLに多い要因として，CLケース内にアカントアメーバが水道水等から手指を介し迷入し，ケース内で増殖し，感染に及ぶことが考えられる．ケース内にはアカントアメーバだけではなく，その他にも細菌や真菌等の微生物が持ち込まれていることが多い．Grayらは健常人101例のCLケース内に，細菌77％，真菌24％，アカントアメーバ20％の迷入がみられたことを報告している[1]．細菌等が産

* Hayate NAKAGAWA, 〒160-0023　東京都新宿区西新宿6-7-1　東京医科大学病院眼科

表 1. アカントアメーバ角膜炎の病期と所見

初期	角膜上皮および上皮下の点状，線状，斑状混濁 偽樹枝状角膜炎 放射状角膜神経炎 輪部結膜の腫脹，充血
移行期	リング状角膜浸潤 輪部結膜の腫脹，充血 前房内炎症
完成期	円盤状混濁・潰瘍 輪部結膜の腫脹，充血 前房内炎症

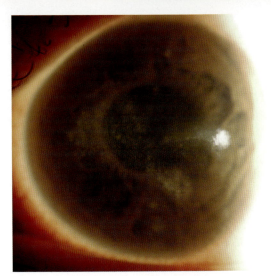

図 1．（アカントアメーバ角膜炎）初期像（強膜散乱法）

生するバイオフィルムは，CLにアカントアメーバが付着しやすくするための接着因子となり，角膜にアカントアメーバが持ち込まれ，感染することに寄与していると考えられている．

本邦では2006～09年にかけて患者数は増多の一途を辿ったが，2010年頃より患者数は急激に減少した[2]．2008年に日本コンタクトレンズ学会と日本眼感染症学会の呼びかけのもと，眼感染症，CL専門家，主要CLメーカーが一堂に集まり，MPSフォーラムが立ち上げられ，その活動として，CLパッケージに「こすり洗い」「定期検診」「レンズケースの洗浄と定期交換」等の記載が行われ，CLに対する扱いの啓発が行われた．また，マルチパーパスソリューション（multi-purpose solution：MPS）の製品性の向上から，消毒効果が改善され，アカントアメーバ角膜炎の減少に至ったと考えられている．米国でも同様に2003～08年にかけて急激な患者数の増加がみられたが，その後は徐々に減少に至っている．現在，患者数はかつて程の勢いはなく減少傾向にはあるが，一度感染が生じた後のアカントアメーバ角膜炎に対する治療は困難な例も少なくはなく，難治例に至る場合もある．いまだアカントアメーバに対しての特効薬は確立されておらず，治療薬に抵抗性を示した難治例は最終的に高度の視機能低下をきたし，外科的治療として角膜移植術が必要となる場合もある．

標準的な診断法

1．臨床所見

a）細隙灯顕微鏡

本症は病期により出現する臨床所見に違いが出るため，その所見の違いの特徴を知ることで臨床所見から本症を推測し，診断に至る．石橋は本症の特徴的所見から病期を，初期，移行期，完成期の3つに分類し（表1），現在も本邦では広く用いられている[3]．

（i）初期

点状，線状，斑状角膜混濁（図1）：角膜上皮，上皮下に点状の混濁，またこれが連なった線状混濁，集簇した斑状混濁を呈する．

偽樹枝状角膜炎（図2）：フルオレセイン染色を用いて，点状の染色が連なった樹枝状様の病像がみられるが，単純ヘルペスウィルス（HSV）による樹枝状角膜炎との鑑別が重要である．HSVには特徴的な末端膨大部（terminal bulb）がみられるが，この場合はみられない．

放射状角膜神経炎（図3）：角膜周辺部の実質中に放射状に走る線状の淡い炎症細胞浸潤がみられる．

輪部結膜の腫脹および充血：角膜の浸潤部位や，放射状角膜神経炎の部位に一致して輪部結膜の腫脹および充血がみられることが多い．

（ii）移行期

リング状角膜浸潤病巣が出現する．浸潤病巣から角膜周辺部位まで等間隔でのリング状浸潤が特徴的である．しばしば上皮欠損はみられないことがある．

（iii）完成期（図4）

リング状の角膜浸潤から中央方向に浸潤が広

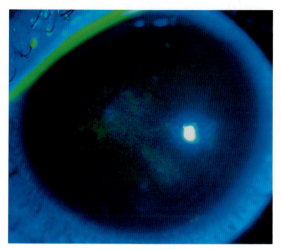

図 2. 初期像にフルオレセイン染色を用いた撮影

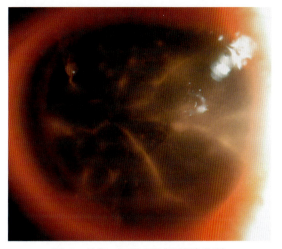

図 3. 線状の浸潤病巣(強膜散乱法)

がっていき,円板状混濁および潰瘍所見を呈する.
　海外においては,罹患 1 か月以内の early phase と 1 か月以後の late phase での所見で分けた場合,病像の特徴として early phase での輪部結膜充血が 95%,放射状角膜神経炎 57%と,高い確率でみられることが報告されている.この 2 つの所見は,世界的にもアカントアメーバ角膜炎の初期における特徴的所見として重要といえる[4].

b) 前眼部 OCT

アカントアメーバ角膜炎の初期像に特徴的な放射状角膜神経炎は前眼部 OCT 所見で高輝度 band 像を呈することを小林らが報告している[5].細隙灯顕微鏡での臨床所見から,放射状角膜神経炎,と自信を持って断定できる場合は,必須といえる検査ではなく,あくまで補助的検査といえる.強角膜輪部に炎症に伴った浮腫様所見がみられる本症は,前眼部 OCT を用いてその所見が実測値として客観的に評価できる.細隙灯顕微鏡で所見を得ることと,並行して前眼部 OCT を行うことで,病像の経時的な評価を行うことができる(図 5).

2.微生物の同定

アカントアメーバ角膜炎患者の角膜は角膜上皮の接着が弱いのが特徴である.顕微鏡下でスパーテルやゴルフ刀を用い,角膜上皮の擦過を行う.力を加えなくても容易に脱落し,一塊となった上皮を採取できる.角膜上皮を塗抹鏡検,分離培養,PCR 検査に用いることで,微生物の同定が可能となる.

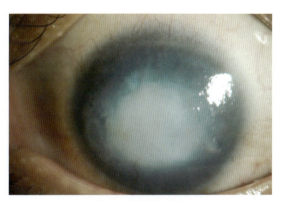

図 4. 完成期の所見

a) 塗抹鏡検

これまでアカントアメーバの染色法として,パーカーインク KOH,ディフ・クイック,PAS 染色,ヘマトキシリン・エオジン染色等が有用であると報告されてきた.また,蛍光顕微鏡の設備があればファンギフローラ Y 染色も有用である.
ファンギフローラ Y は,真菌やアカントアメーバに有用とされている蛍光染色である.アカントアメーバの栄養体を染色することはできないが,シストを染色することができる.シスト二重壁構造を,鮮明に蛍光染色することができ,特徴的な構造から容易に判別が可能となる(図 6).

b) 分離培養

NN 寒天培地上にアカントアメーバの餌となる,Yeast extract glucose 液,大腸菌浮遊液等を塗布して用いる.角膜炎患者からの角膜擦過物を培地へ塗り,30℃暗所で培養する.培養での検出率は非常に低く,20〜50%程度である.また,判

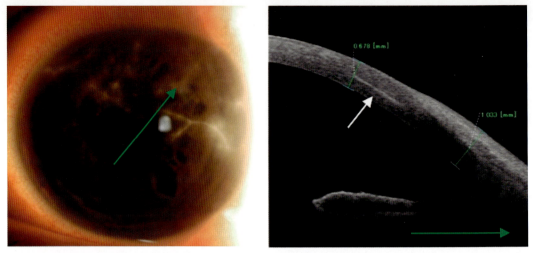

図 5. 放射状角膜神経炎に一致した部位に前眼部 OCT で高輝度 band 像が描出される．

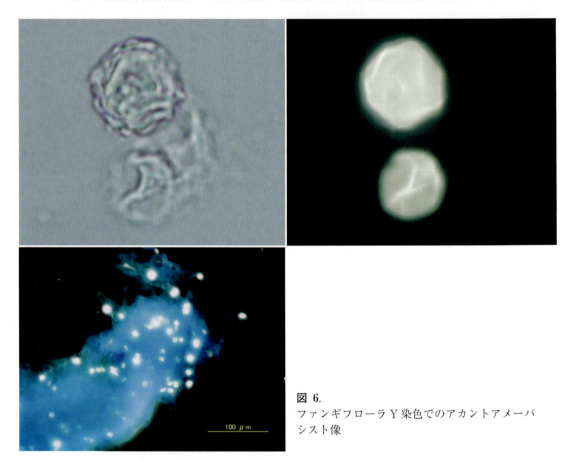

図 6.
ファンギフローラ Y 染色でのアカントアメーバ
シスト像

定に要する時間も長く，アカントアメーバが観察できるまでには 1 週間程時間を要する．

c）PCR 検査

角膜炎患者から擦過した角膜上皮をリアルタイム PCR，またはマルチプレックス PCR を用いてアカントアメーバ DNA を検出する．2012 年の池田らの報告によると，検出率は 86% と非常に高く[6]，有用性が高いことがわかる．検査方法として，コスト面や設備環境面，技術面でクリアしなければならず，容易な検査とはいえない．

しかし，アカントアメーバは培養での検出率が低いため，今後簡便に行えるようになれば，診断確定を担う検査として重要となる．この手法は1998年Ordanらによって，微小角膜サンプルから感度，特異度がともに高い検査として初めて報告された[7]．

d）レーザー生体共焦点顕微鏡

1996年Darylらが初めてアカントアメーバ角膜炎への診断方法として用い，有用性の高い方法として報告した[8]．レーザー生体共焦点顕微鏡（HRTⅡロストック角膜モジュール）を用いて，角膜組織中に存在するアカントアメーバシストを円形の高輝度構造物として観察できる．また放射状角膜神経炎に一致した部位にも線状の高輝度構造物が確認できることが報告されている．検査の利点として，非侵襲的に角膜組織中のアメーバを検出できる点があるが，撮影に技術的な要素が大きく必要とされ，またアカントアメーバシストと鑑別，診断する点においても検者の熟練が必要となる．

標準的な治療

本邦での標準的治療法としては，病巣搔爬，点眼加療，全身投与の併用である三者併用療法が推奨されている．

欧米では標準的薬物治療法として，ビグアナイド系消毒薬であるPHMB（polyhexamethylene biguanide），またはクロルヘキシジン点眼，とジアミジン系薬剤であるBrolene®（propamidine isethionate）の併用である．

＜三者併用療法＞
①病巣搔爬

アカントアメーバ感染が生じていると考えられる病巣の角膜上皮を含め，広範囲に上皮を搔爬し，角膜上皮内に存在しているアカントアメーバを直接的に除去する．搔爬はゴルフ刀，スパーテル等を用いて行う．アカントアメーバ患者の上皮の接着は弱く，容易に脱落する．角膜上皮を除去することで，治療薬の浸透を向上させる効果も期待できる．上皮の再生具合と角膜炎の重症度に応じて搔爬する回数も決めていく．重症例では2〜3日に一度の頻度で搔爬を行う．角膜炎の改善の程度に応じて回数を減らしていく．

②点眼治療

アカントアメーバ角膜炎に対して効果があるとみなされている薬剤として，PHMB点眼，クロルヘキシジン点眼（0.02%または0.05%），Brolene®点眼，ピマリシン点眼（5%），または眼軟膏（1%），抗真菌薬の自家調整点眼（1%ボリコナゾール（ブィフェンド®），0.2%フルコナゾール（ジフルカン®），0.05〜0.1%ミコナゾール（フロリードF®）がある．

具体的には初期アカントアメーバであれば，まず0.02%クロルヘキシジン単剤で2時間おきの頻回点眼を行う．所見の増悪に伴い1%ボリコナゾールを追加し，2時間おきで両者を併用し頻回点眼を行っていく．角膜炎の改善がみられたら，少しずつ回数は減らしていく．

1985年Peterらにより，初めてアカントアメーバ角膜炎に対してBrolene®点眼を治療薬として用い，治療効果が高いことを報告された．しかしながら日本では未だ取り扱うことができない薬である[9]．

③全身投与

病期が進行した重症例，または角膜搔爬，点眼治療では効果が不十分である場合，抗真菌薬（イトラコナゾール，ボリコナゾール，ミコナゾール，ミカファンギン等）の全身投与を併用する．抗真菌薬の全身への投与は肝機能障害，凝固能異常等をきたす場合があり，定期的な血液検査の実施と，ワーファリン等の抗凝固薬を内服している場合は副作用に注意し慎重に投与する．

最新の情報

難治性であるアカントアメーバ角膜炎に対して，治療薬での新たな知見はここ最近は得られていないが，今後新たな治療方法として確立される可能性があるものとしてコラーゲンクロスリンキングが挙げられる．

本邦では円錐角膜の進行抑制に対する治療として認知されているのみで，いまだ感染性角膜炎に対する治療方法としては広まっていない．しかし，欧米をはじめ他国では，感染性角膜炎に対しての治療方法として確立されつつある．

アカントアメーバ角膜炎に対する検証は，2011年に Khan らによって症例報告され，治療効果が証明された[10]．クロスリンキングを行うことで，角膜実質のコラーゲンの架橋構造を強固にし，アカントアメーバの角膜内での進展を抑制することで，治療につながると考えられている．その後，追跡研究として 2012 年に Buey らによって in vitro でのアカントアメーバに対するコラーゲンクロスリンキングの効果が検証されているが，アカントアメーバを直接的に殺傷する作用はないことが報告されている[11]．

アカントアメーバ角膜炎に対する予防的側面においては，冨田らによってラクトフェリンの抗アカントアメーバ活性が報告されており，今後はMPS に加えてラクトフェリンが，コンタクトレンズケースの消毒および保管に応用される可能性がある[12]．

診断方法の新たな知見としては，鳥山らによって蛍光免疫クロマトグラフィ法を用いたアカントアメーバ抗原検出キットの開発が試みられている[13]．今後もし製品化された場合は，より簡易的に，ベッドサイドでアカントアメーバ角膜炎の診断を行える可能性がある．

アカントアメーバがどのようにして角膜に感染を成立させるのか，角膜炎の発症メカニズムに関する数々の研究は，これまでも多く行われてきた．Gray らが報告したように，CL ケース内部にはアカントアメーバとその他の微生物が持ち込まれている[1]．また，本邦で石橋らによって初めて報告されたアカントアメーバ角膜炎の一例からも，緑膿菌と真菌が分離されており，これらがアカントアメーバの増殖因子や，発症要因になっている可能性がある，と考察されている[14]．Iovieno らはアメーバ臨床分離株の 59.4％で細菌や真菌

等の共生菌がみられた報告をしており，また池田らも Real-time PCR を用いて，アカントアメーバ角膜炎と診断した 53.6％に細菌の DNA が含まれていることを報告している[6,15]．これら既報から「アカントアメーバ角膜炎の発症には菌が関与しているのではないか」と考え，我々は実験的に家兎動物モデルを用いて検証をした．結果として，角膜炎の発症はアカントアメーバ単独では感染成立せず，角膜炎発症に至らない．アカントアメーバに共存する菌が，アカントアメーバ角膜炎の発症に必須であることが実験的に検証された[16]．アカントアメーバ角膜炎に対して新たな治療方法や予防方法を検討する今後のアプローチとして，角膜炎の発症病態がわかることは重要と考えられる．

アカントアメーバ角膜炎は，病期が進行するにつれアカントアメーバが角膜の上皮側から実質層へ，より深層へ分裂増殖を繰り返し進展し，角膜炎は増悪し，より難治性は高まっていく．すなわち，病期の進行をできる限り抑えること，早期にアカントアメーバ角膜炎を診断し治療を施すことが角膜炎治療に重要となる．そのためには他の感染性角膜炎との臨床像の違いをしっかりと見極める診断能力が必要となる．事例としては，初期像の偽樹枝状角膜炎を HSV による樹枝状角膜炎，完成期の円板状混濁を実質型角膜ヘルペスと誤診した場合，薬剤の選択も変わり，またステロイド投与が行われた場合は病像が修飾され，診断も困難となり，角膜炎は難治に至る．今後のアカントアメーバ角膜炎への治療に関する未来像として，MPS の製品性がより向上した場合，CL ケース内でのアカントアメーバの増殖は抑えられ，角膜炎の発症率は低くなる可能性が期待される．その場合は，アカントアメーバ角膜炎症例を臨床の場で目にする頻度が減るのではないだろうか．稀な感染性角膜炎疾患となった場合，アカントアメーバ角膜炎の臨床像を目にする機会も減るため，眼科医の診断能力が今後の鍵となる，といえるのかもしれない．

文　献

1) Gray TB, Cursons RT, Sherwan JF, et al：Acanthamoeba, bacterial, and fungal contamination of contact lens storage cases. Br J Ophthalmol, **79**：601-605, 1995.

2) 鳥山浩二，鈴木　崇，大橋裕一：アカントアメーバ角膜炎発症者数全国調査. 日眼会誌, **118**：28-32, 2014.

3) 石橋康久，木村幸子：アカントアメーバ角膜炎の臨床所見─初期から完成期まで. 日本の眼科, **62**：893-896, 1991.

4) Dart JK, Saw VP, Kilvington S：Acanthamoeba keratitis：diagnosis and treatment update 2009. Am J Ophthalmol, **148**：487-499, 2009.

5) Kobayashi A, Yokogawa H, Yamazaki N, et al：In vivo laser confocal microscopy findings of radial keratoneuritis in patients with early stage Acanthamoeba keratitis. Ophthalmology, **120**：1348-1353, 2013.

6) Ikeda Y, Miyazaki D, Yakura K, et al：Assessment of real-time polymerase chain reaction detection of Acanthamoeba and prognosis determinants of Acanthamoeba keratitis. Ophthalmology, **119**：1111-1119, 2012.

7) Lehmann OJ, Green SM, Morlet N, et al：Polymerase chain reaction analysis of corneal epithelial and tear samples in the diagnosis of Acanthamoeba keratitis. Invest Ophthalmol Vis Sci, **39**：1261-1265, 1998.

8) Pfister DR, Cameron JD, Krachmer JH, et al：Confocal microscopy findings of Acanthamoeba keratitis. Am J Ophthalmol, **121**：119-128, 1996.

9) Wright P, Warhurst D, Jones BR：Acanthamoeba keratitis successfully treated medically. Br J Ophthalmol, **69**：778-782, 1985.

10) Khan YA, Kashiwabuchi RT, Martins SA, et al：Riboflavin and ultraviolet light a therapy as an adjuvant treatment for medically refractive Acanthamoeba keratitis：report of 3 cases. Ophthalmology, **118**：324-331, 2011.

11) del Buey MA, Cristobal JA, Casas P, et al：Evaluation of in vitro efficacy of combined riboflavin and ultraviolet a for Acanthamoeba isolates. Am J Ophthalmol, **153**：399-404, 2012.

12) 冨田信一，鈴木智恵，野町美弥：アカントアメーバ AA014 臨床分離株のシスト体におけるラクトフェリンの抗アメーバ活性. ラクトフェリン 2015, 日本医学館, pp.90-96, 2015.

13) Toriyama K, Suzuki T, Inoue T, et al：Development of an immunochromatographic assay kit using fluorescent silica nanoparticles for rapid diagnosis of Acanthamoeba keratitis. J Clin Microbiol, **53**：273-277, 2015.

14) 石橋康久，松本雄二郎，渡辺亮子：Acanthamoeba keratitis の1例─臨床像，病原体検査法および治療についての検討─. 日眼会誌, **92**：81-90, 1988.

15) Iovieno A, Ledee DR, Miller D, et al：Detection of bacterial endosymbionts in clinical acanthamoeba isolates. Ophthalmology, **117**：445-452, 2010.

16) Nakagawa H, Hattori T, Koike N, et al：Investigation of the Role of Bacteria in the Development of Acanthamoeba Keratitis. Cornea, **34**：1308-1315, 2015.

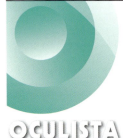

特集/Brush up 眼感染症―診断と治療の温故知新―

眼感染症レビュー

術後眼内炎

堀田芙美香*

Key Words: 術後眼内炎(postoperative endophthalmitis), 微生物学的検査(microbiological examination), バンコマイシン(vancomycin), セフタジジム(ceftazidime), 硝子体手術(vitrectomy)

Abstract: 白内障術後眼内炎は,稀な感染症ではあるものの,眼内の組織破壊が短期間で進行し,視力予後不良となりうる疾患である.そのため,術後眼内炎に対しては迅速な対応が求められる.起炎菌を同定するため,治療開始前に必ず検体を採取する.微生物学的検査として塗抹検鏡,培養,PCRがある.それぞれに一長一短があり,結果の解釈には注意を要する.非感染性眼内炎との鑑別は容易でないため,疑わしいものは感染性眼内炎として抗菌薬を使用した治療を開始する.国内外を問わず標準的に行われている empiric therapy は,バンコマイシンとセフタジジムの硝子体注射と硝子体手術である.起炎菌が判明したら,薬剤感受性試験の結果を踏まえて definitive therapy に切り替える.

疾患の歴史的背景

　感染性眼内炎は起炎菌の由来によって外因性眼内炎と内因性眼内炎に分けられ,外因性眼内炎はさらに外傷性,手術後,硝子体注射後に分けられる.術後眼内炎は,あらゆる内眼手術で起こりうる術後合併症であり,内眼手術の種類によって発症率や起炎菌の傾向は少しずつ異なる.本稿では,術後眼内炎の中でも,眼科医が生涯で経験する可能性が最も高いと思われる白内障術後眼内炎に焦点を絞って解説する.

　白内障術後眼内炎は,発症時期によって急性と遅発性の2つに大きく分けられる.急性眼内炎は,術後1か月以内,特に数日～2週間以内に発症して急速に進行し,治療が遅れると視力予後不良となる緊急疾患である.20世紀初頭での発症率は10%近かったが,手術手技や器械の発展により減少し,近年の本邦での発症率は約0.02%と報告さ

れている[1].起炎菌のほとんどは患者自身の眼表面の常在菌と考えられており,本邦ではコアグラーゼ陰性ブドウ球菌(coagulase negative *Staphylococcus*:CNS,メチシリン耐性CNSを含む),腸球菌,黄色ブドウ球菌(メチシリン耐性黄色ブドウ球菌を含む),連鎖球菌の順に多く(表1),腸球菌の頻度が高いことが特徴である[2].起炎菌によって発症までの日数や臨床像は異なり,CNSは術後1週間前後で発症することが多く,黄色ブドウ球菌や連鎖球菌,腸球菌,緑膿菌などのグラム陰性菌は術後数日～1週間以内に発症することが多い.腸球菌による眼内炎は視力予後不良であることが多く,特に蛋白分解酵素であるゼラチナーゼやセリンプロテアーゼを産生する株が起炎菌である場合は,網膜の血管閉塞・壊死を伴いやすく,予後不良因子と考えられている[3].

　遅発性眼内炎は,術後1か月以降に慢性再発性の肉芽腫性虹彩毛様体炎として発症する.発症率を正確に評価することは困難であるが,井上らの報告によると,本邦では約0.004%となる[1].起炎

---

* Fumika HOTTA,〒589-8411 大阪狭山市大野東377-2 近畿大学眼科

表 1. 白内障術後眼内炎の起炎菌

	起炎菌
急性	CNS 腸球菌 黄色ブドウ球菌 連鎖球菌 etc
遅発性	アクネ菌 CNS 真菌 etc

CNS : coagulase negative *Staphylococcus*
本邦で分離頻度の高い起炎菌を上から順に示す．CNS や黄色ブドウ球菌にはメチシリン耐性株が含まれる．

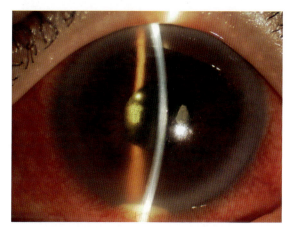

図 1. 白内障術後急性眼内炎
充血，前房内炎症，フィブリン，前房蓄膿，角膜後面沈着物がある．硝子体混濁も伴っていた．

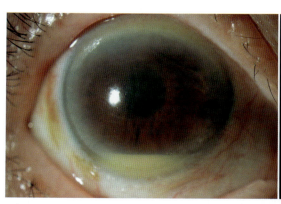 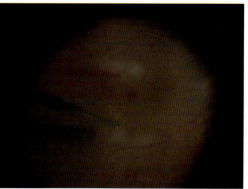

a|b 図 2. 白内障術後急性眼内炎(図 1 とは別症例)
 a：前眼部写真．前房内炎症，フィブリン，前房蓄膿，角膜浮腫があるが，充血は乏しい．
 b：術中所見．硝子体混濁，網膜出血，フィブリン，網膜壊死を認めた．起炎菌はメチシリン耐性表皮ブドウ球菌であった．

菌は，半数以上が *Propionibacterium acnes* で，他に CNS や真菌などである[2)4)]（表 1）．YAG レーザーによる後嚢切開術を契機に水晶体嚢内の微生物が硝子体に散布されて発症することもある．

標準的な診断法

1. 自他覚的所見

典型例では視力低下，眼痛，眼瞼腫脹，充血，前房内炎症，フィブリン，前房蓄膿，角膜後面沈着物，硝子体混濁などを認める（図 1）．ただし，所見の程度は症例によりさまざまである（図 2）．遅発性眼内炎では，水晶体嚢内に白色プラークを認めることや，眼内レンズ（IOL）表面に白色沈着物を認めることもある．前眼部の強い炎症のため後眼部が観察できない場合は，B モードエコー検査を行う．網膜電図による網膜機能の評価も有用である．

2. 微生物学的検査

抗菌治療を開始する前に検体（前房水，硝子体液原液）を採取し，微生物学的検査に供する．感染性眼内炎では，起炎菌の同定が難しいことも多い．しかし，治療方針を決定し，また不要な薬剤の使用を避けるために，できる限り起炎菌の同定に努めるべきである．

a) 塗抹検鏡

最も迅速性に優れる．前房水，硝子体液をそれぞれスライドグラスに滴下し，風乾，固定後にグラム染色を行う（図 3）．菌の形態とグラム染色性

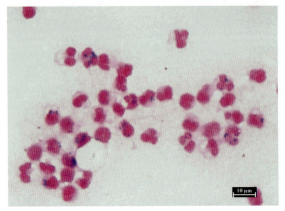

図 3. 硝子体液の塗抹検鏡像(グラム染色, 1000倍)
グラム陽性球菌が好中球に貪食されている.

からある程度起炎菌を推測することができ, 抗菌薬選択の一助となる. 混濁の少ない検体の場合は, 塗抹前に遠心し, 上澄みを除去して沈渣を検鏡すれば, 検出率が上がる.

b) 培養

前房水, 硝子体液の好気・嫌気培養を行う. 真菌感染を疑う場合は, 真菌培養も追加する. 培養陽性率が最も高いのは, 硝子体原液である[5]. 培養で菌が分離されれば, 薬剤感受性も知ることができる. しかし, 培養で分離された菌が必ずしも起炎菌とは限らないことに注意が必要である. 培養で分離された菌と塗抹検鏡で観察された菌の形態やグラム染色性が一致しない場合, 培養結果は検体汚染を反映していると考え, 塗抹検鏡の結果を優先する.

c) PCR(polymerase chain reaction)

PCR の普及に伴い, 自施設で菌種同定までできる病院が増えてきているが, 検体をすぐに処理できない場合は, サンプルチューブに分注して冷凍保存しておく. PCR は, 検体に含まれる菌量が少ない場合でも菌を同定でき, 感度が高いことが特徴であるが, それゆえに検体汚染の影響を最も受けやすい. PCR は塗抹検鏡・培養で有用な結果が得られなかったときの補助診断法として利用すべきであり, PCR のみで起炎菌を同定しようとしてはいけない.

3. 鑑別診断

a) 急性眼内炎

術後炎症, 水晶体核・皮質残存による炎症, ぶどう膜炎, TASS(toxic anterior-segment syndrome)との鑑別を要する.

TASS は, 術中に眼内に入ったあらゆる物質によって引き起こされうる無菌性の前房内炎症で, 術後早期(24時間前後)に発症することが多い. 角膜浮腫, 虹彩異常, 高眼圧を伴いやすい. 感染性眼内炎と臨床所見が類似しているが, TASS は基本的に硝子体炎を伴わない. 通常, 抗炎療法への反応は良好であるが, 重篤な場合には角膜内皮機能不全や難治性緑内障に至ったり, のう胞様黄斑浮腫を合併し, 視力不良となる[4)6].

b) 遅発性眼内炎

ぶどう膜炎や late-onset TASS との鑑別を要する.

ぶどう膜炎との鑑別のため, 全身検査も同時に行う. また, 患眼だけでなく僚眼も診察し, 僚眼に炎症所見が存在しないかを確認する.

Late-onset TASS は IOL 製造工程での金属汚染が原因で起こると考えられている. 特徴として, 軽度~中等度の前眼部炎症, 硝子体混濁や網膜の異常所見はないか, あっても軽度, 抗炎症療法への反応が良好, 視力予後が良好であることが挙げられるが, ときに IOL 摘出などの外科的治療が必要な場合もある[7].

標準的な治療法

1. 急性眼内炎の治療法

a) 硝子体注射

眼内炎の治療において抗菌薬の硝子体注射は必須である. 起炎菌が不明な段階で注射することがほとんどであるため, 薬剤はグラム陽性菌とグラム陰性菌の両方をカバーするように選択する. 第一選択はバンコマイシン(VCM)1.0 mg/0.1 m*l* とセフタジジム(CAZ)2.0 mg/0.1 m*l* の組み合わせ(表2)で, VCM でグラム陽性菌をカバーし, CAZ でグラム陰性菌をカバーする. VCM はグラム陰性菌には効果がないため, 必ず組み合わせる必要がある. 第二選択は, VCM 1.0 mg/0.1 m*l* とアミカシン(AMK)0.4 mg/0.1 m*l* の組み合わせ

表 2. 眼内炎の治療に使用する抗菌薬の種類と濃度・投与量（投与経路別）

投与経路	抗菌薬
硝子体注射	＜第一選択＞ 1.0% VCM　0.1 ml/（＝1.0 mg） 2.0% CAZ　0.1 ml/（＝2.0 mg） ＜第二選択＞ 1.0% VCM　0.1 ml/（＝1.0 mg） 0.4% AMK　0.1 ml/（＝0.4 mg）
眼灌流液	1.0% VCM　1.0 ml ⎫ 眼灌流液 500 ml に混和 2.0% CAZ　1.0 ml ⎭
術後点眼	1.0% VCM 2.0% CAZ

VCM：バンコマイシン，CAZ：セフタジジム，AMK：アミカシン
1.0% VCM：VCM 0.5 g/V を生理食塩水 50 ml に溶解して作成
2.0% CAZ：CAZ 1.0 g/V を生理食塩水 50 ml に溶解して作成
0.4% AMK：AMK 200 mg/2 ml/A を生理食塩水 48 ml に溶解して作成
※これらの薬剤の眼局所への使用は，すべて適応外使用である．

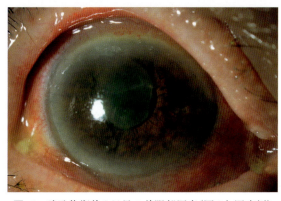

図 4. 硝子体術後 3 日目の前眼部写真（図 2 と同症例）
術中に前房洗浄を行ったが，フィブリンが再び出現し，瞳孔領を覆っている．瞳孔管理を行っていなければ，虹彩後癒着を全周に起こし，眼圧が上昇する．

（表 2）である．βラクタム系の抗菌薬にアレルギーがある場合に，セフェム系の CAZ の代わりにアミノグリコシド系の AMK を選択する．

硝子体注射は，臨床応答に従って 48〜72 時間間隔で必要に応じて繰り返す．ただし，複数回注射すると薬剤による網膜毒性が増加する可能性があるため，硝子体注射を 1 回行って反応が悪ければ，硝子体手術を考慮するほうが良い．

b）硝子体手術

1990〜95 年にアメリカで行われた Endophthalmitis Vitrectomy Study（EVS）では，来院時視力が光覚弁の症例においてのみ硝子体手術は有益であったと述べられている[5]．しかし，硝子体手術の技術の発展や安全性の向上とともに，近年は視力が良い症例でも診断と治療を兼ねて最初から硝子体手術が行われることが多い[4]．また，硝子体混濁がある場合は硝子体への感染の波及が疑われるため，硝子体手術を選択するほうが良い．VCM と CAZ を混和した灌流液（表 2）で眼内を灌流しながら，硝子体切除，前房洗浄，後嚢切開を行い，手術終了時に抗菌薬の硝子体注射を行う．硝子体をどこまで切除するか，後部硝子体剝離を作成するか，IOL を摘出するかなどについては賛否両論あり，術者の力量や裁量で決定されるが，医原性裂孔・網膜剝離を起こさないように注意が必要である．

術後は，抗菌薬点眼とともに，消炎のためにステロイド点眼，瞳孔管理のために散瞳薬点眼を行う．VCM や CAZ は硝子体注射と同じ濃度で点眼薬としても使用できる（表 2）．適切な治療が行われていても，術後に眼内の炎症所見はいったん悪化することが多い（図 4）．術後の臨床経過が思わしくないときは，硝子体注射の追加を考慮する．

c）抗菌薬の全身投与

抗菌薬の全身投与は補助的に行われる．前述の EVS の結果では抗菌薬の全身投与は予後に影響しなかった[5]が，炎症眼では血液中から眼内に薬剤が浸透しやすくなっているとの報告もある[8]ため，全身投与は一考に値する．広域スペクトルをもつカルバペネム系の経静脈投与が選択されることが多いが，近年は硝子体注射に使用したのと同じ薬剤を投与すべきとの意見もある[4]．眼内に投与されたのと同じ薬剤が血液中に存在することで，眼内の薬剤が眼外へ拡散しにくくなり，長期間硝子体中で有効な薬物濃度を維持することができると考えられている．カルバペネム系，VCM，いずれにしても適正使用を特に心がけるべき薬剤であるため，微生物学的検査の結果が出たら empiric therapy から definitive therapy に切り替える（抗菌薬の de-escalation）．

2．遅発性眼内炎の治療法

治療の選択肢として，抗菌薬の内服や前房内投与，硝子体注射，水晶体嚢内洗浄，硝子体手術，水晶体嚢切除，IOL摘出または交換があり，必要に応じてこれらを組み合わせる．どの治療法を選べばよいか，明確な指針はないため，症例ごとに眼所見や重症度をみて決める．ただし，硝子体注射単独や硝子体手術単独での治療は再発率が高いため推奨されない．硝子体手術に水晶体嚢切除やIOL摘出を組み合わせるほど再発率は低い[9)~11)]．

内服にはクラリスロマイシンやモキシフロキサシン（MFLX）を選択する[4)]．前房内投与にはVCM 1.0 mg/0.1 mlやMFLX 0.5 mg/0.1 mlが使用されることがある．硝子体注射や眼灌流液に混和する薬剤は，急性眼内炎の場合と同じで良い．

最新の情報

術後眼内炎は稀な疾患であるがゆえ，最も有効な治療法を模索するのに十分な前向き無作為化比較試験を新たに行うことは難しい．よって，今後もVCMとCAZを組み合わせた抗菌療法と硝子体手術が治療の主体となるだろう．

一方，近年は術後眼内炎の予防法に関心が集まっており，その1つに術終了時の抗菌薬の前房内投与がある．ヨーロッパでは，Aprokam®という商品名でセフロキシムの前房内投与用製剤が2012年に販売開始となり，術後眼内炎の予防目的で白内障手術終了時に使用することが承認されている．セフロキシム前房内投与の導入により，眼内炎発症率が導入前の1/7~1/28に減少したと報告されており[4)]，ヨーロッパにはセフロキシムをルーチンで使用している国もある．一方，本邦のようにセフロキシムが承認されていない国では，VCM 1.0 mg/0.1 mlやMFLX 0.5 mg/0.1 mlの前房内投与が医師の裁量で行われている[4)]．しかし，問題点として，VCMやMFLXの前房内投与は適応外使用にあたること，希釈ミスによる眼障害（虹彩炎，内皮障害，黄斑浮腫など）が起こりうること，TASSを発症しうることが挙げられる．

また，VCMの場合は，網膜の血管閉塞を起こすHORV（hemorrhagic occlusive retinal vasculitis）を発症する可能性もある[12)]．さらに，眼内炎予防として広く使われることにより，これらの薬剤に対する耐性菌を選択・誘導する可能性も危惧される．抗菌薬の適正使用が謳われている今，これらの薬剤を眼内炎予防のために使用するかどうか，医師は熟考のうえ決めるべきである．

術後眼内炎の予防法として，術中のヨード製剤での術野洗浄の有効性も報告されている[13)14)]．術前に抗菌薬の点眼やヨード製剤での皮膚消毒・洗眼をしても，眼表面の完全な無菌化は難しく，術終了時には10%前後の症例で前房水の細菌汚染が起こっている[15)16)]が，術中にヨード製剤で術野洗浄をすることで，前房水の細菌汚染率が有意に低下したとの報告[13)]や，手術創周囲からの菌検出率が減ったとの報告がある[14)]．ヨード製剤はさまざまな微生物に対して殺菌作用があり，耐性をもつ細菌はいないため，術野洗浄は眼内炎予防のための有効な手段の1つと考えられる．ただし，ヨード製剤が術中に眼内に入らないように注意が必要である．

文　献

1) Inoue T, Uno T, Usui N, et al：Incidence of endophthalmitis and the perioperative practices of cataract surgery in Japan：Japanese Prospective Multicenter Study for Postoperative Endophthalmitis after Cataract Surgery. Jpn J Ophthalmol, **62**：24-30, 2018.
    Summary 本邦の白内障術後眼内炎に関して，多施設共同で前向きに調査した最新の結果が述べられている文献．
2) 原　二郎：発症時期からみた白内障術後眼内炎の起炎菌—*Propionibacterium acnes*を主として—. あたらしい眼科，**20**：657-660，2003.
3) Todokoro D, Suzuki T, Kobayakawa S, et al：Postoperative *Enterococcus faecalis* endophthalmitis：virulence factors leading to poor visual outcome. Jpn J Ophthalmol, **61**：408-414, 2017.
4) Barry P, Cordovés L, Gardner S：ESCRS Guidelines for Prevention and Treatment of Endo-

phthalmitis Following Cataract Surgery : Data, Dilemmas and Conclusions 2013.

Summary 白内障術後眼内炎に関するヨーロッパでのガイドラインであり，一読すべき文献．

5) Endophthalmitis Vitrectomy Study Group : Results of the Endophthalmitis Vitrectomy Study. A randomized trial of immediate vitrectomy and of intravenous antibiotics for the treatment of postoperative bacterial endophthalmitis. Arch Ophthalmol, **113** : 1479-1496, 1995.

6) Cetinkaya S, Dadaci Z, Aksoy H, et al : Toxic anterior-segment syndrome(TASS). Clin Ophthalmol, **8** : 2065-2069, 2014.

7) Suzuki T, Ohashi Y, Oshika T, et al : Outbreak of late-onset toxic anterior segment syndrome after implantation of one-piece intraocular lenses. Am J Ophthalmol, **159** : 934-939. e2, 2015.

8) Martin DF, Ficker LA, Aguilar HA, et al : Vitreous cefazolin levels after intravenous injection : Effects of inflammation, repeated antibiotic doses, and surgery. Arch Ophthalmol, **108** : 411-414, 1990.

9) Clark WL, Kaiser PK, Flynn HW Jr, et al : Treatment strategies and visual acuity outcomes in chronic postoperative *Propionibacterium acnes* endophthalmitis. Ophthalmology, **106** : 1665-1670, 1999.

10) Aldave AJ, Stein JD, Deramo VA, et al : Treatment strategies for postoperative *Propionibacterium acnes* endophthalmitis. Ophthalmology, **106** : 2395-2401, 1999.

11) Deramo VA, Ting TD : Treatment of *Propionobacterium acnes* endophthalmitis. Cur Opin Ophthalmol, **12** : 225-229, 2001.

12) Witkin AJ, Chang DF, Jumper JM, et al : Vancomycin-associated hemorrhagic occlusive retinal vasculitis : clinical characteristics of 36 eyes. Ophthalmology, **124** : 583-595, 2017.

13) Shimada H, Arai S, Nakashizuka H, et al : Reduction of anterior chamber contamination rate after cataract surgery by intraoperative surface irrigation with 0.25% povidone-iodine. Am J Ophthalmol, **151** : 11-17. e1, 2011.

14) Matsuura K, Miyazaki D, Sasaki SI, et al : Effectiveness of timely intraoperative iodine irrigation during cataract surgery. Jpn J Ophthalmol, **60** : 433-438, 2016.

15) John T, Sims M, Hoffmann C : Intraocular bacterial contamination during sutureless, small incision, single-port phacoemulsification. J Cataract Refract Surg, **26** : 1786-1791, 2000.

16) Mendivil Soto A, Mendivil MP : The effect of topical povidone-iodine, intraocular vancomycin, or both on aqueous humor cultures at the time of cataract surgery. Am J Ophthalmol, **131** : 293-300, 2001.

特集／Brush up 眼感染症—診断と治療の温故知新—

眼感染症レビュー

濾過胞炎
（緑内障インプラント手術後感染症含む）

望月清文[*1]　村田一弘[*2]　川上秀昭[*3]

Key Words : 濾過胞感染症(bleb-related infection)，線維芽細胞増殖阻害薬(antiproliferative agents)，硝子体手術(vitrectomy)，硝子体内投与(intravitreal injection)，チューブ露出(tube erosion)

Abstract : 濾過胞感染は今も昔も最も忌むべき濾過手術後の合併症である．前房と直接連絡する濾過胞は病原微生物の眼表面から硝子体内への侵入を容易にしている．最近ではインプラント手術の導入・普及により，新たな感染病態を認める．眼内炎消炎後，濾過胞機能を失うことが多く視力予後も不良である．よって早期に適切な病態の把握および治療が大切である．濾過胞感染の予防には患者教育が最も重要である．

はじめに

　線維柱帯切除術(trabeculectomy : TLE)は1968年にCairnsにより紹介[1]され，その後5-fluorouracil(5-FU)やmitomycin C(MMC)などの線維芽細胞増殖阻害薬の併用により優れた機能的濾過胞が形成され，その手術成績が飛躍的に向上した[2]．また近年，難治緑内障の治療手段として，glaucoma drainage devices(GDD : EX-PRESS®，Baerveldt®やAhmed™など)の眼内挿入によって眼圧下降を図るいわゆるインプラント手術(glaucoma drainage implant : GDI)が普及し，特にEX-PRESS®を用いた術後眼圧下降成績はTLEと遜色ない[3]．反面，TLE(EX-PRESS®含む)後の最も忌むべき合併症として濾過胞感染症がある[4)5]．早期に適切な診断ならびに治療を要するが，いったん濾過胞感染が生じると例え消炎しても濾過胞機能を失う可能性が高い[6]．

　今回は，線維芽細胞増殖阻害薬を併用したTLE術後濾過胞感染症を中心に，その臨床的特徴およびその診断と治療の温故知新について述べる．なお，本稿で用いている晩期感染症の定義は術後4週以上経過し発症したものとする[4]．

疾患の歴史的背景

　術後眼感染症は一般に術後早期に起こることが多いが，緑内障濾過手術では他の術式に比べ晩期感染症の比率が高い．それは濾過胞の存在が関与していることに他ならない．濾過手術後の晩発性眼内炎の詳細な記載は管錐術の創始者であるElliotにより20世紀初頭に報告されている[7]．続いてSugarらは管錐術および虹彩はめ込み術後の感染症発症頻度を比較検討した[8]．線維芽細胞増殖阻害薬を使用しないTLE後の濾過胞感染の代表的な報告はMandelbaumらによる[9]．線維芽細胞増殖阻害薬を併用した場合の代表的報告は，5-FU併用TLE術後感染ではWolnerら，MMC併用TLE術後感染ではHigginbothamらにみられる[10)11]．なお，本邦における濾過手術(管錐術)による感染の最初の報告は河本による[12]．

1. 病態と病期分類

　濾過胞関連感染症は，臨床経過と予後の観点か

[*1] Kiyofumi MOCHIZUKI, 〒501-1194　岐阜市柳戸1-1　岐阜大学医学部附属病院眼科，准教授
[*2] Kazuhiro MURATA, 同大学眼科
[*3] Hideaki KAWAKAMI, 〒500-8513　岐阜市鹿島町7-1　岐阜市民病院眼科

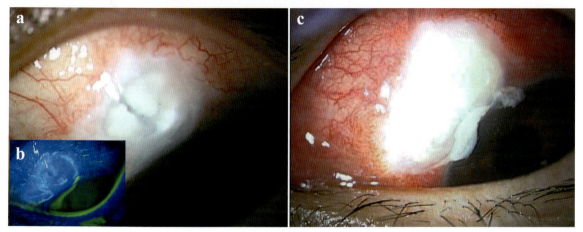

図 1. 房水漏出と濾過胞感染症(stage Ⅲ)
44歳,男性.MMC併用 TLE 後5年.乏血性の濾過胞(a)と房水漏出を認める(b:フルオレセイン染色).その後,濾過胞感染を発症.乳白色の濾過胞(c:milky-white appearance)とその周囲に強い結膜充血"white on red"がみられる.前房蓄膿ならびに硝子体混濁を認め,硝子体手術および抗菌薬の硝子体内投与を施行.硝子体液から *Staphylococcus epidermidis* が検出された.

ら,感染の主座が濾過胞に限局している状態を濾過胞炎(blebitis),眼内に波及した状態を眼内炎(bleb-related endophthalmitis)と区別する[13].また,治療を行うに際し,3つの病期(stage)に分類される[14][15].炎症が濾過胞に限局しているものが stageⅠ,前房内にその炎症が波及した状態が stageⅡ(severe blebitis),さらに炎症が硝子体内まで波及した状態(病原微生物が侵入した状態)すなわち眼内炎が stageⅢ である.なお,日本緑内障学会では,stageⅢを硝子体内への炎症の波及程度により細分し,軽度のものをⅢa,高度のものをⅢbとしている[6].

2.濾過胞感染症の危険因子[16]

感染を生じやすい濾過胞の特徴として,線維芽細胞増殖阻害薬の使用,下方に形成された濾過胞,無血管領域を有するかあるいは菲薄化した濾過胞,房水漏出(図1-a,b),男性,60歳未満,全身的な背景として糖尿病や悪性新生物などの易感染性疾患などが挙げられる.

3.原因菌

早期感染症では *Staphylococcus epidermidis* が高頻度に検出され,晩期感染症では streptococci が最も多く,次いで staphylococci,*Haemophilus influenzae*,嫌気性菌とされる.病期別において stageⅠでは *Staphylococcus aureus* や coagulase negative staphylococci(CNS)など結膜嚢内の常在細菌が多く検出される.StageⅡでは staphylococci や streptococci が,stageⅢでは streptococci,*Enterococcus faecalis* あるいは *H. influenzae* の頻度が高くなる[14][17]〜[19].

日本における季節別原因菌検出の解析では streptococci による濾過胞感染は春に多かった[20].

視力予後の観点からは streptococci,coagulase positive staphylococci およびグラム陰性菌による濾過胞感染症の予後は不良で,*S. epidermidis* では比較的予後は良好である[6][18][21].なお,真菌による濾過胞感染は非常に稀である[17].

標準的な診断法[16]

1.臨床症状

初期症状は,充血,異物感,流涙(房水漏出に起因した場合には"温かい涙"あるいは"起床時涙が多い"),眼脂あるいは霧視などで,進行すると疼痛や視力低下をきたす.

2.病期と臨床所見

StageⅠでは濾過胞周囲は充血し(white on red)濾過胞は透明性が欠け乳白色(milky-white appearance)を呈する.StageⅡでは前房内に炎症細胞とフレアの増加がみられ前房蓄膿を伴うことが多い.炎症が硝子体内まで波及した stageⅢでは硝子体混濁をきたす(図1-c).

3. 診 断

Stage I と stage II の鑑別は細隙灯顕微鏡検査で行う．なお，必ずフルオレセイン染色で房水漏出や上皮欠損の有無を確認する（図1-b）．Stage II と stage III の鑑別は眼圧測定，眼底検査，超音波断層撮影（B モード），超音波生体顕微鏡あるいは網膜電図などを用いて総合的に行う[17]．なお，網膜電図を行う際には濾過胞を考慮し，皮膚電極による検査（RETeval™ など）が有用である．前眼部光干渉断層計は感染濾過胞内部の観察が期待される．

4. 鑑別疾患

濾過胞感染症（主に濾過胞炎）と鑑別を要する疾患として，強膜炎，アデノウイルス角結膜炎，アトピー性皮膚炎に伴う角結膜炎およびぶどう膜炎（ベーチェット病，眼内リンパ腫，尋常性乾癬など）が挙げられる．

標準的な治療法

1. 原因菌の同定

治療に際して，まず原因菌同定のために検体採取を必ず行う．具体的には stage I では房水漏出部位や濾過胞周囲分泌物（全病期において採取することを勧める），stage II では前房水，stage III では硝子体液（前房水を含む）をそれぞれ塗抹鏡検ならびに分離培養に供する．検体採取は基本的には抗菌薬投与前が望ましいが，場合によっては治療の開始を優先せざるを得ない．なお，当科では時間外に採取した眼内液（前房水あるいは硝子体液）は担当医自ら直ちに3種の培地（血液寒天培地，チョコレート寒天培地およびサブロー寒天培地）に塗布ならびに液相輸送培地（Puritan® Opti-Swab®）に遊離し検査室に提出している（一部は後述する網羅的 PCR 検査に使用するために保存）．

2. 治療の実際[16]

炎症の程度の判断が困難で stage 診断を迷う場合あるいは眼内レンズ挿入眼（Yamamoto らの報告[6]を鑑み）では，より進行した stage の治療法を選択することが望ましい．病原微生物が真菌の場合には局所および全身のステロイド使用は控える．また，ステロイド局所投与開始時期として抗菌薬使用後24〜72時間（感染コントロール後）とされている[22]．なお，本稿ではバンコマイシン（VCM）およびセフタジジム（CAZ）の局所投与量は誤用と薬剤希釈の煩雑さを鑑み，白内障術後急性細菌性眼内炎の初期治療プロトコール[23]と同じにした．

a）Stage I：点眼および結膜下注射が基本となる

抗菌点眼薬ではフルオロキノロン系薬とセフメノキシム（CMX）を用いる．また感染濾過胞の近傍に VCM（5 mg/0.5 ml）および CAZ（10 mg/0.5 ml）の結膜下投与を行う．就寝時には0.3％オフロキサシン眼軟膏を点入する．病状に応じ全身投与薬として β ラクタム系あるいはレボフロキサシンの経口投与を併用する．

b）Stage II：stage I の治療に硝子体内投与を併用する

硝子体内投与には VCM（1 mg/Eye）および CAZ（2 mg/Eye）を用いる．これらの薬剤は硝子体内での半減期が長いので連日投与は要さないが，再投与の時期として有水晶体眼では36時間以上経過後が望ましい．その際には網膜あるいは角膜への影響を考慮し原因菌種に応じた薬剤（例えばグラム陽性菌では VCM，グラム陰性菌では CAZ）を選択する．全身投与は原則点滴静注とし，セフェム系あるいはカルバペネム系抗菌薬を用いる．さらに，散瞳薬点眼による瞳孔管理を行う（炎症の程度によっては stage I でも使用）．

c）Stage III：硝子体手術および手術終了時に薬剤の硝子体内投与を行う．術後投薬は stage I の治療に補助療法を併用する

硝子体手術の際，眼内灌流液に抗菌薬を添加することがある（VCM 10 mg/500 ml＋CAZ 20 mg/500 ml）．

具体的な補助療法（全身投与＋局所投与）

●全身投与（以下のいずれか）

・ベタメタゾン点滴静注1回3 mg・1日1

回・4日間（以後漸減）

- プレドニゾロン経口 30〜40 mg/日・1日2回・3〜5日間（以後漸減）

●局所投与

- 0.1％リン酸ベタメタゾン点眼薬・1日4回

※なお，上記薬剤投与法（結膜下注射，硝子体内投与，眼内灌流液添加）は保険適応外使用となる．またβラクタム系薬にアレルギーを有する場合にはCMXおよびCAZに代えアミノ配糖体薬を選択する．例えば点眼薬ではゲンタマイシンあるいはトブラマイシンを，結膜下投与，硝子体内投与および眼内灌流液添加ではアミカシン（それぞれ20 mg/0.2 m*l*, 0.2〜0.4 mg/Eye, 5 mg/500 m*l*）を推奨する．

d）治療上の注意点

（ⅰ）薬剤の選択

本稿で示した薬剤に対して耐性あるいは低感受性の細菌あるいは真菌が検出された際には「JAID/JSC感染症治療ガイド2014」の眼内炎の項で記載した全身投与あるいは硝子体内投与薬剤および投与量を参考にして頂きたい[24]．

（ⅱ）抗菌薬前房内投与

VCM前房内投与に起因した閉塞性血管炎の危険性，線維柱帯切除痕あるいは毛様突起近傍に存在する病原微生物の虹彩切除部を介した硝子体内への波及および抗菌薬の角膜内皮細胞への影響などを考慮し，本稿では投与法として取り上げない．

（ⅲ）硝子体手術

硝子体手術の際には，将来の濾過手術に備えて強膜切開創，結膜切開の位置および結膜切開法などを考慮する．近年の小切開硝子体手術は結膜への影響を最小限度に抑え，濾過胞の維持という観点から有用な手法である．有水晶体眼では抗菌薬の眼内移行促進ならびに最周辺部の感染巣除去を目的とし，水晶体切除術の併用を考慮する．眼内レンズ挿入眼では眼内レンズ摘出もときとして必要となる．また，感染濾過胞については切除することが望ましく，露出した強膜には結膜前方移動，自己遊離結膜弁移植あるいは羊膜移植を行う．

（ⅳ）インプラントへの対応

EX-PRESS® を有する症例では，感染を引き起こした脆弱な濾過胞の強膜弁下にステンレス鋼製のEX-PRESS® が存在する．硝子体手術施行時に，感染濾過胞も併せて切除する症例では，EX-PRESS® の抜去も検討する．EX-PRESS® には固定のための返しが付いており，EX-PRESS® 周囲の強膜を広げないと抜去できないため，摘出手技，摘出後の強膜創および結膜処置などの対策を事前に十分立てておく．

インプラントを用いた症例で，ロングチューブを有するAhmed™やBaereldt® による晩期眼内炎では，チューブやプレートの露出から眼内炎に移行する．チューブ内でのバイオフィルム形成（温存例では再発あるいは薬剤耐性化が懸念）が予想されるので抜去を原則とする[25)26]．

（ⅴ）濾過胞感染症の予防

患者教育が最も重要である．前述した臨床症状を覚えたら直ちに病院へ連絡するように指導する．電話による応対では他の感染性疾患との鑑別が困難なので，必ず来院（遠方では病診連携施設へ）させ眼所見を確認する．また，囊胞状無血管濾過胞あるいは房水漏出を有する患者では抗菌点眼薬あるいは眼軟膏を常備させ，上記症状が出現した際にはすぐに点眼を開始させる．ただし，抗菌点眼薬の継続的な使用は濾過胞感染症の危険因子なので注意が必要である．

房水漏出（Seidel試験陽性，oozing）に対しては結膜縫合が可能であれば第一選択となる．不能であれば眼軟膏および閉瞼にて経過観察を行う．次の処置としては自己血清点眼あるいはレバミピド点眼薬を用いる．以上の治療に際しては，濾過胞内の圧を減少させる目的で眼圧下降薬の内服あるいは点眼（角結膜上皮障害の少ない薬剤を選択）を併用する．これら保存的な治療が無効な場合には，観血的治療として濾過胞を拡大する目的で濾過胞再建術あるいはneedlingを行うか，もしくは漏出を完全に止める目的で濾過胞切除および結膜弁移植術などが選択される[15)17]．なお，濾過胞壁

表 1. 2010 年以降の MMC 併用線維柱帯術後濾過胞感染症

報告者(共同研究)	報告年	研究あるいは観察期間		早期濾過胞感染症(%)	晩期濾過胞感染症(%)	
					濾過胞炎	眼内炎
Gedde(TVT study)	2012	5 年		—	3.8	1.0
Zahid(CIGTS)[†]	2013	5 年		—	1.5(推定発症率)	1.1(推定発症率)
Wallin[*]	2014	1990～2008(手術施行)		0.19	0.08	0.19
Yamamoto(CBIITS)	2014	5 年		—	2.2(推定発症率)	
Vaziri	2015	2007～11 年 (レセプト情報等データ)		—	0.55(推定発症率)	0.45～1.3(推定発症率)
Kim	2015	平均 5.4 年 (0.2～17.9 年)		—	0.8	0.5
					2.0(推定発症率:10 年)	
Rai	2015	1993～97(輪部基底)		—	5.7(推定発症率:4 年)	
		1999～2005(円蓋部基底)			1.2(推定発症率:4 年)	
Al Rashaed[#]	2016	1983～99(手術施行)		—	0.7	
		2000～11(手術施行)			0.197	
Luebke	2018	1999～2014		—	0.1(推定発症率:2 年)[§]	
Nguyen	2018	5 年	アフリカ人	—	1.5	0
			欧州人		2.2	0.8

† : 主に 5-FU(57%)と未使用(41%)
＊ : 線維芽細胞増殖阻害薬未使用も含む
TVT study : Tube Versus Trabeculectomy study
CIGTS : Collaborative Initial Glaucoma Treatment Study
CBIITS : Collaborative Bleb-related Infection Incidence and Treatment Study
: 論文中では 0.007%と 0.00197%と記載されている
§ : 1 例は MMC 未使用

の上皮欠損に対しても血清あるいはレバミピド点眼薬を用いることがある.

最新の情報

1. 線維柱帯切除術後の濾過胞感染発生頻度 (表 1)

2010 年以降の報告では, MMC 併用 TLE における晩期濾過胞感染症の推定発症率は 2%前後で, 以前[4)16)]に比し減少している[6)19)27)～30)]. 米国においてレセプト情報等データベースを用い, 2007 年の TLE 施行症例を 2011 年まで観察し濾過胞感染症の累積発症率を検討したところ, 濾過胞炎, 眼内炎それぞれ 0.55%, 0.45～1.3%であった[31]. Al Rashaed らは手術期間を 2 群(1983～99 年と 2000～11 年)に分け眼内炎の発症率を検討した結果, 0.7%から 0.197%に後期群では減少した[32]. このような近年の濾過胞感染症発症頻度の低下は MMC 併用 TLE 術の洗練化および患者に対する徹底した濾過胞管理の教育ならびに指導などによ

るものと推測される.

MMC を併用した白内障との同時手術での発症率は 1.0～1.4%で, TLE 単独に比し低い傾向にある[33)34)]. その理由に関しては明確な結論は得られていないが機能的濾過胞形成の成否が推測される.

2. 緑内障インプラント手術後感染症(表 2)

Ahmed™や Baerveldt® などのロングチューブインプラント術後の感染, 眼内炎の割合は, 手術時に MMC を使用しないため菲薄化した濾過胞ができにくく 0.5～5%と TLE に比し低い[4)35)36)]. 例えば 5 年の経過観察期間で TLE および Baerveldt® 後眼内炎の発症率はそれぞれ 5%および 1%であった[37]. 前述の Al Rashaed らは TLE と同時に Ahmed™後の眼内炎発症率を検討し, Ahmed™術後においても 1.05%から 0.074%と後期で減少し, 両期間で発症率は TLE より低値であった[32]. また, チューブの種類による眼内炎の割合に有意差はないとされている[36]. 危険因子

表 2. 緑内障インプラント手術後感染症

報告者 (共同研究)	報告年 (研究年)	インプラント	研究あるいは観察期間	晩期濾過胞感染症(%) 濾過胞炎	晩期濾過胞感染症(%) 眼内炎
Yarovoy	2015	EX-PRESS®	7年	1.5	0
Al-Torbak	2005	Ahmed	約10年	—	1.7(小児 4.4 成人 0.9)
	(1994〜2004)§	Baerveldt	1994〜2003	—	1.4(0.8〜3.1)
		Ahmed	2001〜03	—	2.0(1.7〜5.0)
Woodcock	2006	Molteno	1991〜2002	—	4.3
Gedde(TVT study)	2012	Baerveldt	5年	—	1.0
Al Rashaed #	2016	Ahmed	1983〜99(手術施行)	1.05	1.05
			2000〜11(手術施行)	0.074	0.074

TVT study : Tube Versus Trabeculectomy study
: 論文中では 0.0105% と 0.00074% と記載されている
§ : Al-Torbak 報告中の表 3 を改変

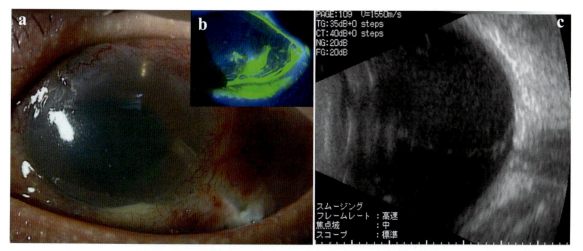

図 2. 緑内障チューブシャント(Ahmed™)手術後感染症
アトピー性皮膚炎を有する53歳,男性.下方結膜は離開しチューブ露出(a)を認めた(b:フルオレセイン染色).前房蓄膿を伴い,超音波断層撮影(c)では硝子体腔内に多数の点状エコーが観測された.硝子体手術を行いチューブは抜去された.硝子体液の培養は陰性

として,チューブやプレートを覆う結膜のびらん(離開)や小児が指摘され[36],特に下方に装着されたチューブ(プレート)の露出は上方の露出より感染のリスクが高くなる(図2)[38].また,小児ではGDD関連眼内炎の発症率は1.9〜11.7%で[4],18歳未満の若年者で有意に発症率は高値であった[36].Zhengらはチューブシャント術後眼内炎に対して14例中9例でインプラント抜去を行い,自覚症状出現から受診まで時間を要した症例で視力予後が不良であった[26].我が国では未認可であるが Xen® gel implant 関連濾過胞炎が報告され,他のチューブを有する GDI と同様に Xen® 露出が感染の危険因子と指摘されている[39].

GDD のうちロングチューブのない EX-PRESS® では,TLE と同様に MMC を併用するが術後濾過胞炎の発症頻度は1.5%であった[40].

今後,本邦において GDD を用いた緑内障手術の増加が予想され,患者背景として糖尿病など易感染症例が多いことも鑑み,GDD 術後感染に十分な注意を要する.

3. 原因菌とその変遷

前半期(1983〜99年)では streptococci が,後半期(2000〜11年)では staphylococci が最も多く検出された[32].また,検出菌(1999〜2014年)の83%

がstaphylococciであった[29]．よって近年のstaph-ylococciへの検出菌変遷は，methicillin-resistant *S. aureus*（MRSA）による濾過胞感染増加が危惧され，特に高齢者あるいはアトピー性皮膚炎を有する症例ではMRSAに注意すべきである．

一方で，VCM耐性*E. faecalis*あるいはVCM低感受性viridans streptococciなどによる濾過胞感染症の発現が懸念されている[41]．

培養陽性例（特にstreptococci, *Pseudomonas*および*Serratia*）では眼底の透見性は不良で，受診時の眼圧が高い傾向にあり視力予後も不良である[21]．

GDD関連眼内炎の原因菌は，一般にTLE術後と同様にstreptococciやグラム陰性菌が多く検出される[36]が，ときにMRSAや*S. epidermidis*もみられる[25][26]．易感染症例では特にTLE術後同様にMRSA感染に注意を要する．

4．新たな診断システム

眼内液を用いた場合の培養陽性率は55～97%で，前房水からの培養陽性率は硝子体液に比し低い．よって，病原微生物同定陽性率のさらなる向上と迅速診断の目的で，少量検体にて短時間で多項目の眼感染症検査を行う網羅的迅速PCR診断システムが一部の施設で導入されている．また，分離された細菌や真菌を用い，遺伝子学的に病原体の同定を行うことがある．さらに近年ではマトリックス支援レーザー脱離イオン化-飛行時間型質量分析（MALDI TOF-MS）を用いて菌種の解析が行われている．

5．危険因子の知新

a）結膜切開：円蓋部基底か輪部基底か

Raiらは，1993～97年まで輪部基底結膜切開を，1999～2005年まで円蓋部基底結膜切開を行い，濾過胞感染症の累積発症率はそれぞれ5.7%，1.2%であった[28]．しかしながら，濾過胞感染症の発症は有意差ない[6][30]，円蓋部基底結膜切開で多い[29]あるいは輪部基底結膜切開で多い[28][42]とさまざまで一定の見解は得られていない．

b）眼表面因子

濾過胞感染症の危険因子として慢性眼瞼炎が挙

げられ，TLE術前の眼瞼の観察と管理の重要性が指摘されている[30][43]．

c）人　種

アフリカ出身者およびヨーロッパ出身者とでMMC併用TLEを行ったところ，観察期間1年では濾過胞炎，眼内炎はそれぞれ1.5%，0%および2.2%，0.8%であった[44]．また，Kimらは白人で1.5%，黒人で0.5%であったと報告した[30]．危険因子として人種（黒人）に関して今後検討を要する．

d）その他

Kimらは涙点プラグ装着，色素性緑内障，若年開放隅角緑内障を危険因子として挙げた．一方，房水漏出，巨大濾過胞あるいは低眼圧黄斑症を呈する過剰濾過胞などに対する濾過胞再建術（切除）は濾過胞感染の予防に有効であると報告した[30]．

緑内障手術熟練医と手術歴3～7年の眼科研修医との間でTLE術後合併症を比較したところ房水漏出は眼科研修医に多く，眼内炎では熟練医でみられた[45]．機能的濾過胞の作製技量の差が考えられる．

6．治　療

英国では濾過胞感染の治療にポビドンヨード点眼液が用いられることがある[22]．しかしながら，房水漏出を有する濾過胞感染症例に対する使用は遊離ヨウ素の濾過胞あるいは前房内への侵入に続く前房内炎症の重篤化が懸念される[4][22]．また，0.025%ポビドンヨード含有BSS PLUS®を用いた硝子体手術[46]に関しても今後の課題といえる．

7．視力予後

濾過胞感染症における最終視力0.05未満の頻度は41～48%[17][29][41]で，0.5以上は10～13%とされる[17]．Al Rashaedらは前半期（1983～99年）に比べ後半期（2000～11年）では濾過胞感染の発症率は低下したが，最終視力予後は両群間で有意差を認めず改善されてないと報告した[32]．また，日本緑内障学会濾過胞感染調査では開放隅角緑内障における濾過胞感染症後の推定失明率（0.05未満）は5年間で0.36%であった[47]．さらにRaiらは濾過胞感染消炎後にみられた重篤な視力低下は全

TLE 症例の 0.5% であったと報告した[28]．最終視力に関与する因子として，初診時視力，原因菌（streptococci およびグラム陰性菌），症状発現から治療開始に要した時間などが指摘され[17]，早期の適切な診断ならびに治療の開始が推奨されている[17]．しかしながら，然るべき抗菌薬を用いて治療を行っても，その視力予後は不良といえる[41]．よって，予防が最も重要である．

最後に，当教室では線維芽細胞増殖阻害薬併用 TLE 術後 20 年以上を経て発症した濾過胞感染を経験する．その功罪を改めて認識すべきであると考える．

文　献

1) Cairns JE：Trabeculectomy-preliminary report of a new method. Am J Ophthalmol, **66**：673-679, 1968.

2) Caprioli J, de Leon JM, Azarbod P, et al：Trabeculectomy can improve long-term visual function in glaucoma. Ophthalmology, **123**：117-128, 2016.

3) Gonzalez-Rodriguez JM, Trope GE, Drori-Wagschal L, et al：Comparison of trabeculectomy versus Ex-PRESS：3-year follow-up. Br J Ophthalmol, **100**(9)：1269-1273, 2016.

4) Razeghinejad MR, Havens SJ, Katz LJ：Trabeculectomy bleb-associated infections. Surv Ophthalmol, **62**(5)：591-610, 2017.

5) Sii S, Barton K, Pasquale LR, et al：Reporting Harm in Glaucoma Surgical Trials：Systematic Review and a Consensus-Derived New Classification System. Am J Ophthalmol, **194**：153-162, 2018.
   Summary 濾過胞感染が最も忌むべき濾過手術後の合併症であることを示した文献.

6) Yamamoto T, Sawada A, Mayama C, et al：Collaborative Bleb-Related Infection Incidence and Treatment Study Group. The 5-year incidence of bleb-related infection and its risk factors after filtering surgeries with adjunctive mitomycin C：collaborative bleb-related infection incidence and treatment study 2. Ophthalmology, **121**：1001-1006, 2014.

7) Elliot RH：A Treatise on Glaucoma(Facsimile of 1918 edition). New York：Robert E. Krieger, (Classics in Ophthalmology)；594-600, 1979

8) Sugar HS, Zekman T：Late infection of filtering conjunctival scars. Am J Ophthalmol, **46**：155-170, 1958.

9) Mandelbaum S, Forster RK, Gelender H, et al：Late onset endophthalmitis associated with filtering blebs. Ophthalmology, **92**：964-972, 1985.

10) Wolner B, Liebmann JM, Sassani JW, et al：Late bleb-related endophthalmitis after trabeculectomy with adjunctive 5-fluorouracil. Ophthalmology, **98**：1053-1060, 1991.

11) Higginbotham EJ, Stevens RK, Musch DC, et al：Bleb-related endophthalmitis after trabeculectomy with mitomycin C. Ophthalmology, **103**：650-656, 1996.

12) 河本重次郎：緑内障ニ於ケル管錘手術後ニ於ケル眼内化膿二例ニ付キ．日眼会誌，**24**：635，1920.

13) Brown RH, Yang LH, Walker SD, et al：Treatment of bleb infection after glaucoma surgery. Arch Ophthalmol, **112**：57-61, 1994.

14) Greenfield DS：Bleb-related ocular infection. J Glaucoma, **7**：132-136, 1998.

15) Azuara-Blanco A, Katz LJ：Dysfunctional filtering blebs. Surv Ophthalmol, **43**：93-126, 1998.

16) 西田　崇，川上秀昭，望月清文：緑内障手術後感染対策．MB OCULI，**38**：37-46，2016.

17) Yassin SA：Bleb-related infection revisited：a literature review. Acta Ophthalmol, **94**(2)：122-134, 2016.

18) 堀　暢英，望月清文，石田恭子ほか：線維柱帯切除術後の濾過胞感染症の危険因子と治療予後．日眼会誌，**113**：951-963，2009.

19) Wallin Ö, Al-ahramy AM, Lundström M, et al：Endophthalmitis and severe blebitis following trabeculectomy. Epidemiology and risk factors；a single-centre retrospective study. Acta Ophthalmol, **92**：426-431, 2014.

20) Sagara H, Yamamoto T, Sekiryu T, et al：Seasonal Variation in the Incidence of Late-onset Bleb-related Infection After Filtering Surgery in Japan：The Japan Glaucoma Society Survey of bleb-related infection Report 3. J Glaucoma, **25**(1)：8-13, 2016.

21) Jacobs DJ, Leng T, Flynn HW Jr, et al：Delayed-onset bleb-associated endophthalmitis：presen-

tation and outcome by culture result. Clin Ophthalmol, **5** : 739-744, 2011.

22) Chiam PJ, Arashvand K, Shaikh A, et al : Management of blebitis in the United Kingdom : a survey. Br J Ophthalmol, **96**(1) : 38-41, 2012.

23) 薄井紀夫 : 初期治療プロトコール. 眼科プラクティス 1 術後眼内炎(大鹿哲郎編), 文光堂, pp. 29-33, 2007.

24) JAID/JSC 感染症治療ガイド・ガイドライン作成委員会 : XIV眼感染症. JAID/JSC 感染症治療ガイド 2014, ライフ・サイエンス, pp. 241-273, 2014.

25) Medina CA, Butler MR, Deobhakta AA, et al : Endophthalmitis Associated With Glaucoma Drainage Implants. Ophthalmic Surg Lasers Imaging Retina, **47**(6) : 563-569, 2016.

26) Zheng CX, Moster MR, Khan MA, et al : Infectious endophthalmitis after glaucoma drainage implant surgery : Clinical Features, Microbial Spectrum, and Outcomes. Retina, **37**(6) : 1160-1167, 2017.

27) Zahid S, Musch DC, Niziol LM, et al : Risk of endophthalmitis and other long-term complications of trabeculectomy in the Collaborative Initial Glaucoma Treatment Study(CIGTS). Am J Ophthalmol, **155** : 674-680, 680. e1, 2013.

28) Rai P, Kotecha A, Kaltsos K, et al : Changing trends in the incidence of bleb-related infection in trabeculectomy. Br J Ophthalmol, **96** : 971-975, 2012.

29) Luebke J, Neuburger M, Jordan JF, et al : Bleb-related infections and long-term follow-up after trabeculectomy. Int Ophthalmol, 2018 Feb 9. doi : 10.1007/s10792-018-0851-0.

30) Kim EA, Law SK, Coleman AL, et al : Long-Term Bleb-Related Infections After Trabeculectomy : Incidence, Risk Factors, and Influence of Bleb Revision. Am J Ophthalmol, **159**(6) : 1082-1091, 2015.

31) Vaziri K, Schwartz SG, Kishor KS, et al : Incidence of postoperative suprachoroidal hemorrhage after glaucoma filtration surgeries in the United States. Clin Ophthalmol, **9** : 579-584, 2015.

32) Al Rashaed S, Arevalo F, Al Sulaiman S, et al : Endophthalmitis Trends and Outcomes Following Glaucoma Surgery at a Tertiary Eye Care Hospital in Saudi Arabia. J Glaucoma, **25**(2) : e70-e75, 2016.

33) Yamamoto T, Kuwayama Y, Collaborative Bleb-related Infection Incidence and Treatment Study Group : Interim clinical outcomes in the collaborative bleb-related infection incidence and treatment study. Ophthalmology, **118**(3) : 453-458, 2011.

34) Greenfield DS, Suñer IJ, Miller MP, et al : Endophthalmitis after filtering surgery with mitomycin. Arch Ophthalmol, **114**(8) : 943-949, 1996.

35) Woodcock MG, Richards JC, Murray AD : The last 11 years of Molteno implantation at the University of Cape Town. Refining our indications and surgical technique. Eye(Lond), **22**(1) : 18-25, 2008.

36) Al-Torbak AA, Al-Shahwan S, Al-Jadaan I, et al : Endophthalmitis associated with the Ahmed glaucoma valve implant. Br J Ophthalmol, **89**(4) : 454-458, 2005.

37) Gedde SJ, Herndon LW, Brandt JD, et al : Postoperative complications in the Tube Versus Trabeculectomy(TVT)study during five years of follow-up. Am J Ophthalmol, **153**(5) : 804-814. e1, 2012.

38) Levinson JD, Giangiacomo AL, Beck AD, et al : Glaucoma drainage devices : risk of exposure and infection. Am J Ophthalmol, **160**(3) : 516-521. e2, 2015.

39) Kerr NM, Wang J, Sandhu A, et al : Ab Interno Gel Implant-associated Bleb-related Infection. Am J Ophthalmol, **189** : 96-101, 2018.

40) Yarovoy D, Radhakrishnan S, Pickering TD, et al : Blebitis after EX-PRESS glaucoma filtration device implantation-A case series. J Glaucoma, **25**(5) : 422-425, 2016.

41) Leng T, Miller D, Flynn HW Jr, et al : Delayed-onset bleb-associated endophthalmitis(1996-2008) : causative organisms and visual acuity outcomes. Retina, **31**(2) : 344-352, 2011.

42) Kuroda U, Inoue T, Awai-Kasaoka N, et al : Fornix-based versus limbal-based conjunctival flaps in trabeculectomy with mitomycin C in high-risk patients. Clin Ophthalmol, **8** : 949-954, 2014.

43) Rai PA, Barton K, Murdoch IE : Risk factors for bleb-related infection following trabeculectomy surgery : ocular surface findings-a case-control study. Br J Ophthalmol, **101**(7) : 868-873, 2017.

44) Nguyen AH, Fatehi N, Romero P, et al : Obser-

vational outcomes of initial trabeculectomy with mitomycin C in patients of African descent vs patients of European descent : five-year results. JAMA Ophthalmol, **136**(10) : 1106-1113, 2018.

45) Walkden A, Huxtable J, Senior M, et al : Trabeculectomy training in England : are we safe at training? Two year surgical outcomes. Eye (Lond), **32**(7) : 1253-1258, 2018.

46) Nakashizuka H, Shimada H, Hattori T, et al : Vitrectomy using 0.025% povidone-iodine in balanced salt solution plus for the treatment of postoperative endophthalmitis. Retina, **35**(6) : 1087-1094, 2015.

47) Yamada H, Sawada A, Kuwayama Y, et al : Blindness following bleb-related infection in open angle glaucoma. Jpn J Ophthalmol, **58** : 490-495, 2014.

特集/Brush up 眼感染症—診断と治療の温故知新—

眼感染症レビュー

内因性眼内炎

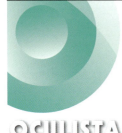

戸所大輔*

Key Words : 内因性眼内炎(endogenous endophthalmitis), *Klebsiella pneumoniae*, 肝膿瘍(liver abscess), 黄色ブドウ球菌(*Staphylococcus aureus*), カンジダ(*Candida* species)

Abstract : 内因性眼内炎は菌血症や他臓器の感染巣から血行性に眼内炎を生じた病態である.内因性眼内炎には,細菌性と真菌性がある.細菌性内因性眼内炎の起炎菌はグラム陰性菌が多いことが知られているが,最近筆者らが行った多施設調査において黄色ブドウ球菌による眼内炎が増えていることがわかった.グラム陰性菌では肝膿瘍に由来する*Klebsiella pneumoniae*眼内炎が多く,グラム陽性菌では菌血症に由来する黄色ブドウ球菌による眼内炎が多い.診断には眼科的検査だけでなく,体温測定,血液検査,血液培養,腹部CTなどの全身検査が必要である.真菌性内因性眼内炎はほとんどがカンジダ血症に続発するカンジダ眼内炎である.近年公開された深在性真菌症の診断・治療ガイドラインでは,カンジダ血症を認めた時点で眼底検査を少なくとも2回行うことを推奨している.眼科医もガイドラインを熟知したうえで診療にあたる必要がある.

疾患の歴史的背景

内因性眼内炎は菌血症や他臓器の感染巣から血行性に眼内炎を生じた病態で,転移性眼内炎とも呼ばれる.内因性眼内炎には,細菌性と真菌性がある.前者の起炎菌はグラム陽性菌からグラム陰性菌まで多岐にわたるが,後者はほとんどがカンジダ血症に続発するカンジダ眼内炎である.

我が国における内因性眼内炎の報告で最も大規模なものは,1991年に秦野らにより報告された眼内炎の発症動機と起炎菌に関する全国調査である[1].この報告では192例の外因性眼内炎(外傷性,術後早期,術後晩期,潰瘍性)と88例の内因性眼内炎が集積された.内因性眼内炎88例の内訳は細菌27例,真菌44例,不明17例で,起炎菌が判明した細菌性内因性眼内炎20例のうちグラム陰性菌14株,グラム陽性菌6株とグラム陰性菌が多かった.一方,真菌性内因性眼内炎では起炎菌が判明した11例のうち9例が*Candida*属によるものだった.この報告において秦野らは,内因性眼内炎ではグラム陰性菌の比重が高いことを指摘し,内因性カンジダ眼内炎の予防法の確立が急務であると述べた.

グラム陰性菌による内因性眼内炎が古くから存在したのに対し,内因性真菌性眼内炎はもともと稀な疾患であった.しかし,1970年代から中心静脈栄養法が普及してきたことに伴い,カンジダ血症の患者が増加してきた.石橋らは本邦の真菌性内因性眼内炎は1982年頃から増加し,1984年から急増してきたことを報告している[2].真菌症の治療に関しては,1986年にミコナゾール,1989年にフルコナゾールの注射薬が発売され,カンジダ血症および初期のカンジダ眼内炎に対する治療成

---

* Daisuke TODOKORO, 〒371-8511 前橋市昭和町3-39-15 群馬大学大学院医学系研究科眼科学,准教授

表 1. 現在使用可能な抗真菌薬（全身投与薬）

	一般名	商品名	発売年
ポリエン系	アムホテリシンB	ファンギゾン	1962
	アムホテリシンBリポソーム製剤	アムビゾーム	2006
ピリミジン系	フルシトシン	アンコチル	1979
アゾール系	ミコナゾール	フロリード	1986
	フルコナゾール	ジフルカン	1989
	ホスフルコナゾール	プロジフ	2004
	イトラコナゾール	イトリゾール	1993
	ボリコナゾール	ブイフェンド	2005
キャンディン系	ミカファンギン	ファンガード	2002
	カスポファンギン	カンサイダス	2012

2018 年 11 月現在

表 2. 内因性眼内炎と関連する既往歴

- ・糖尿病の有無
- ・ステロイド・免疫抑制薬の投与歴
- ・悪性腫瘍の有無
- ・腹部の手術歴
- ・齲歯，抜歯の既往
- ・尿路感染症の有無
- ・褥瘡・蜂窩織炎の有無
- ・心内膜炎の既往
- ・中心静脈カテーテルの有無
- ・血液透析の有無

績が向上した．その後，2002 年にミカファンギン，2005 年にボリコナゾール，2006 年にアムホテリシンBリポソーム製剤，2012 年にカスポファンギンが上市され，現在国内では4系統10薬が使用可能である（表1）．侵襲性カンジダ症の診断および治療については，2009 年に IDSA（米国感染症学会），2012 年に ESCMID（欧州臨床微生物学会）よりガイドラインが公開され，日本では 2014 年に「深在性真菌症の診断・治療ガイドライン 2014」[3] が公開され，現在に至る．これらのガイドラインにはカンジダ血症だけでなくカンジダ眼内炎の管理についても詳細に記述されている．

標準的な診断法

細菌性内因性眼内炎は，術後眼内炎や外傷性眼内炎のように手術または外傷という明らかなエピソードがない．特に，患者が他科を経由せず眼科を受診する場合，積極的に本症を疑って基礎疾患の有無や他科での治療歴を詳細に問診し，血液検査やCTなどの追加検査を行わなければ診断は難しい．実際，細菌性内因性眼内炎の約3割はぶどう膜炎，眼窩蜂巣炎，真菌性内因性眼内炎，結膜炎などと初期診断されている[4]．診断の遅れは視力予後だけでなく生命予後にも影響するため，原因不明の眼炎症を診た場合は内因性眼内炎を必ず鑑別診断の1つに挙げるべきである．

実際に内因性眼内炎が否定できない患者に遭遇した場合，①詳細な問診，②眼科的検査，③体温測定および血液検査を行う．①の内因性眼内炎を疑った場合に必要な問診について，表2に示した．筆者らが行った調査では，細菌性内因性眼内炎の患者の48%は基礎疾患に糖尿病を有していた[5]．②眼科的検査としては視力検査，眼圧検査，細隙灯顕微鏡検査に加え眼底検査が最も重要だが，前眼部炎症，瞳孔閉鎖，白内障，硝子体混濁などで眼底が透見できないケースがある．このような場合は必ず超音波Bモードを行い，硝子体混濁や網膜下膿瘍の有無をチェックする（図1）．筆者らの調査では，前房内細胞（62.5%），前房蓄膿（87.5%），硝子体混濁（88.2%），網膜滲出斑（50.0%）が特に高率に認められた[5]．実際の症例でみられた細菌性内因性眼内炎の眼所見を図2に示す．なお，約40%の症例で初診時視力が指数弁以下であり，高度な視力低下を示すことが多い．③体温測定では，64%に発熱がみられた．また血液検査では，96%にC反応性蛋白（CRP）の上昇，52%に白血球増多がみられた．特にCRPは平均 11.3（最大値 28）mg/dl 以上といった他の眼疾患ではめったにみられない高値となっていた[5]．

内因性眼内炎は眼だけの疾患ではなく，重篤な全身感染症による臓器病変の1つである．上述の検査から細菌性内因性眼内炎が疑われる場合は，他臓器の感染源および起炎菌の検索が必要である．クリニックや単科の眼科病院であれば，この時点で全身管理の可能な総合病院へ紹介すべきである．安易に抗菌薬の投与を開始すると血液培養での培養陽性率が低くなり，かえって診断が遅れる可能性がある．細菌性内因性眼内炎の原病巣は多岐にわたるが，アジア人では肝膿瘍と菌血症が多い．筆者らの行った調査では，肝膿瘍は全例

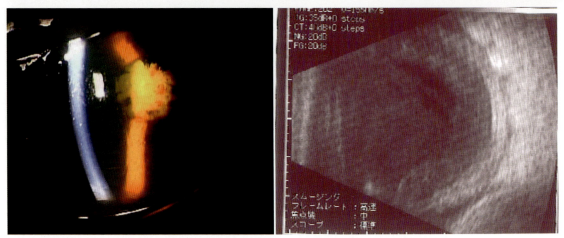

図 1. 眼底透見不能だった細菌性内因性眼内炎の症例（文献 6 より許可を得て掲載） a｜b
73 歳,女性.初診時すでに光覚がなかった.原病巣は肝膿瘍で,膿瘍穿刺液および硝子体液の細菌培養で *Klebsiella pneumoniae* が発育した.前眼部のスリット所見では,虹彩後癒着,フィブリン,虹彩ルベオーシスを認め,眼底は透見できない(a).超音波 B モードで硝子体混濁および網膜下膿瘍を認める(b).

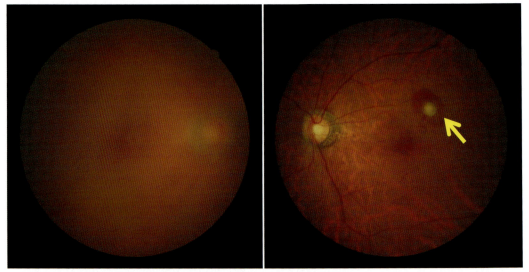

図 2. 細菌性内因性眼内炎でみられた網膜滲出斑（文献 9 より許可を得て転載） a｜b
68 歳,男性.黄色ブドウ球菌による菌血症の症例.右眼には硝子体混濁があり,矯正視力は 0.09(a).左眼の矯正視力は 1.2 だが,網膜滲出斑を認め,周囲に出血を伴っている(矢印)(b).

Klebsiella pneumoniae,菌血症は全例黄色ブドウ球菌が原因だった[5].肝膿瘍は自覚症状に乏しいこともあるため,腹部 CT が有用である(図 3).日本人の細菌性内因性眼内炎における肝膿瘍の頻度と重症度を考えれば,原病巣が不明であれば全例に腹部 CT を行うべきである[6].次いで多い原病巣は菌血症であり,診断のためには血液培養が必須である.前述したように,抗菌薬の投与前に検体を採取することが望ましい.血液培養は部位を変えて 2 セット以上採取することが推奨されている.これは,培養陽性率の向上と常在菌汚染による偽陽性を見分けるためである.もし中心静脈カテーテルが挿入されていれば抜去し,カテーテル先端培養を行う.筆者らの調査ではカテーテル培養の陽性率は 100％であり,診断上有用である[5].血液培養の陽性率は 57.1％であり,陰性に終わることも少なくない.可能であれば眼内液を採取し,細菌培養を行う.前房水と硝子体液の培養陽

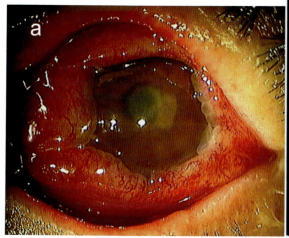
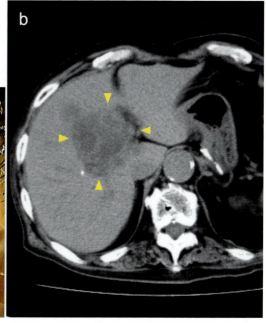

図 3. Klebsiella pneumoniae による肝膿瘍の腹部単純 CT 像（文献 9 より許可を得て転載）
認知症のある 88 歳，男性．右眼の内因性眼内炎が疑われた．初診時にすでに光覚がなく，眼底は透見できない(a)．眼内液の細菌培養からは Klebsiella pneumoniae が分離された．緊急で腹部単純 CT 撮影を行ったところ肝右葉に円形の不整な低吸収域(矢頭)を認め，肝膿瘍と診断された(b)．

性率はそれぞれ 28.6%，62.5% であり，硝子体液のほうが陽性率が高い[5]．また，感染源として尿路感染も少なくないため，尿培養も施行しておくとよい．

一方，真菌性内因性眼内炎の診断法は確立されているため，ガイドラインに沿って診断する．真菌性内因性眼内炎の患者のほとんどは入院患者であり，他科からの眼科コンサルトにより受診する．真菌性内因性眼内炎の患者が他科を経由せず眼科を受診することは稀である．カンジダ血症における眼病変の発症頻度は 20% 前後とされている[7]．カンジダ血症を認めた場合，眼症状がなくても眼底検査を週 1 回，少なくとも 2 週後まで行うようガイドラインには記載されているため，眼科医としてもガイドラインに沿って少なくとも 2 回の眼底検査を施行する必要がある[3]．カンジダ眼内炎は初期には脈絡網膜炎の眼底所見を示す(図 4)．進行すると硝子体に炎症が波及し，硝子体混濁が出現する．鑑別診断として，細菌性内因性眼内炎，サイトメガロウイルス網膜炎，眼トキソプラズマ症などを除外しておく．

標準的な治療法

内因性細菌性眼内炎は細菌が血行性に脈絡膜へ転移し，その炎症が硝子体や前眼部へ波及するものである．したがって内因性眼内炎の治療は，起炎菌をカバーする抗菌薬の全身投与をまず行うことが理にかなっており，眼局所の感染である術後眼内炎とは根本的に異なる．硝子体内に炎症が波及したケースでは視機能を救う目的で硝子体手術を検討するが，内科医との連携が必要である．全身状態が悪く硝子体手術が不可能な場合もしくは硝子体手術をすぐに行えない場合は抗菌薬の硝子体内注射を行う．硝子体内注射に用いる抗菌薬は，術後眼内炎に準じてバンコマイシン+セフタジジムが用いられる．それぞれの硝子体内注射における投与量および硝子体手術時の眼内灌流濃度を表 3 に示す．投与する時点で起炎菌が同定または推定されていれば 2 剤を併用する必要はなく，感受性のある薬剤のみを投与すれば良い．

細菌性内因性眼内炎の視力予後は悪く，筆者らの行った調査では約 25% の症例で最終視力が指数弁以下だった[5]．15.6% は眼球ろうとなり，

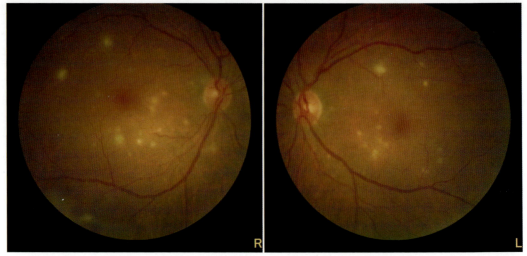

図 4. カンジダ眼内炎の初期病変（文献 9 より許可を得て転載）　a|b
66 歳，男性．口腔底がんの既往があり，血液培養および中心静脈カテーテル培養にて Candida albicans が検出された．両眼底の後極部を中心に黄白色滲出斑が多発している（a：右眼，b：左眼）．矯正視力は左右とも 0.8

表 3. 抗菌薬および抗真菌薬の硝子体内投与濃度

抗菌薬/抗真菌薬	硝子体内注射投与量 （1 回）	硝子体手術中の 眼内灌流液濃度（μg/ml）
バンコマイシン	1 mg/0.1 ml	20
セフタジジム	2 mg/0.1 ml	40
フルコナゾール	100 μg/0.1 ml	20

6.3％は眼球内容除去または眼球摘出術が行われた．視力予後不良をきたす因子について検討したところ，初診時視力が指数弁以下（$p<0.01$），起炎菌が K. pneumoniae（$p=0.027$），起炎菌がグラム陰性菌（$p=0.014$）が最終視力不良と有意に相関した．また，8％の症例は眼科初診から 3 か月以内に死亡した．細菌性内因性眼内炎は免疫不全患者が全身感染症をきたした状態であり，死亡リスクが存在することに十分な注意が必要である．

すでに視力を回復する見込みがなければ，通常は手術の適応はない．筆者らの行った調査においても，初診時に光覚のなかった症例で治療後に光覚を回復したケースはなかった．しかし，起炎菌がグラム陰性菌，特に Klebsiella pneumoniae の場合，全眼球炎から眼球穿孔，眼窩膿瘍，視神経浸潤から頭蓋内への進展をきたすことがある[8]．グラム陰性菌による眼内炎で炎症がきわめて強い場合，視力回復の見込みがなくても眼球内容除去術または眼球摘出術を考慮する必要がある．

真菌性内因性眼内炎には原則として抗真菌薬の全身投与を行う．抗真菌薬の選択は抗真菌薬の使用歴，原因のカンジダの菌種，薬剤の眼内移行などを考慮し，担当診療科と相談のうえガイドラインに沿って決定する[3]．フルコナゾールとフルシトシン以外は薬剤の硝子体内移行が不良であることに注意が必要である．進行期になると硝子体混濁が出現するが，この時期には病巣の除去，薬剤の眼内移行の向上，検体の採取を目的として硝子体手術を要する[7]．硝子体手術が行えない場合，抗真菌薬の硝子体内注射が考慮されるが，保険適用外であるという問題点がある．真菌性内因性眼内炎は，ガイドラインに沿って早期から適切に治療介入された場合，視力予後は悪くない[7]．

最新の情報

細菌性内因性眼内炎は比較的稀な疾患であり，患者の全身状態が不良であることや，診断・治療に苦慮するケースが少なくないこと，また失明，

表 4. 細菌性内因性眼内炎の起炎菌と原病巣（文献 5 より）

		肝膿瘍	菌血症	皮膚軟部組織感染	カテーテル感染	尿路感染	腹膜炎・腹腔内膿瘍	心内膜炎	腎膿瘍	腸腰筋膿瘍	不明	計
グラム陽性菌	黄色ブドウ球菌	5	1	2	1				1			10
	CNS				1		1					2
	レンサ球菌							1			1	2
	リステリア菌										1	1
	バチルス属						1					1
グラム陰性菌	K. pneumoniae	5							1		1	7
	大腸菌					1						1
	緑膿菌						1					1

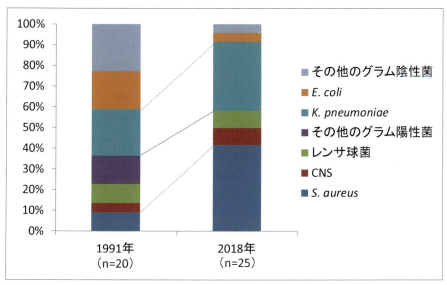

図 5. 細菌性内因性眼内炎の起炎菌の変遷（文献 5 より改変）
1991 年の全国調査（文献 1）と比較すると，2018 年の筆者らの報告では黄色ブドウ球菌（S. aureus）の割合が約 4 倍に増加している．

眼球摘出や死亡といった不良な転帰をたどったケースがあることから，積極的な論文報告の対象になりにくい．論文の多くは単一施設からの 1 例ないし数例の症例報告であり，国内でのまとまった報告は 1991 年の秦野らの全国調査以来行われていなかった．しかし，感染症の頻度や起炎菌は時代や地域によって異なるため，重要な疾患に対しては一定期間ごとにサーベイランス（監視）が行われることが望ましい．さらに近年ではメチシリン耐性黄色ブドウ球菌（MRSA）や ESBL（基質特異性拡張型 β ラクタマーゼ）産生菌などの薬剤耐性菌が増加していることから，我々が初期治療として広く行っているバンコマイシン（VCM）とセフタジジム（CAZ）の硝子体内注射が起炎菌をカバーしているか否かについても調査する必要があった．そこで筆者らは国内 6 施設における多施設調査を行い，起炎菌の判明した細菌性内因性眼内炎 25 例 32 眼を後ろ向きに調査した[5]．起炎菌と原病巣の関係を表 4 に示す．起炎菌の内訳を秦野らの報告と比較すると，黄色ブドウ球菌の割合が約 4 倍に増えていた（図 5）．また，筆者らの報告では黄色ブドウ球菌の 4 割は MRSA だった．次

表 5. 細菌性内因性眼内炎の起炎菌の各種抗菌薬に
対する感受性率（文献 5 より）

	グラム陽性菌	グラム陰性菌
アンピシリン	46.7	12.5
セファゾリン	69.2	100
セフタジジム	—	100
イミペネム	71.4	100
ゲンタマイシン	50.0	100
レボフロキサシン	62.5	100
バンコマイシン	100	—

判定基準：CLSI M100-S19

に，薬剤感受性率の結果を表5に示す．分離された全株でVCMもしくは第3世代セフェムに感受性があり，現時点では局所の初期治療としてはVCM＋CAZを第一選択としてよいと考えられた．しかし，今後はESBL産生菌による内因性眼内炎が起こる可能性も想定されるため，引き続き本症の動向には注意が必要である[9]．

一方，真菌性内因性眼内炎における現在の最大の懸念は*Candida auris*の動向である．*C. auris*は2009年に日本で初めて報告されたカンジダ属の新種である[10]．最初の株はすべての抗真菌薬に感受性だったが，その後多剤耐性の*C. auris*株が世界各国でアウトブレイクを起こし高い致死率を示していることから，米国の疾病管理センター（CDC）が2016年に異例の警告を発している．*C. auris*のほとんどがフルコナゾール耐性であり，30～40％はアムホテリシンBにも耐性である．また，ボリコナゾール耐性，キャンディン系薬耐性も報告されている．*C. auris*による眼内炎はいまだ報告されていないが，その動向には十分な注意が必要である．

おわりに

細菌性と真菌性の内因性眼内炎について，歴史的背景から診断・治療までを概説した．細菌性内因性眼内炎は進行が早く，最初に後眼部がおかされることから，初診時すでに光覚を失っている症例も少なくない．しかし，そのようなケースでも，起炎菌を同定したり原病巣を発見することには大きな意味がある．一方，真菌性内因性眼内炎はガ

イドラインの確立により早期に眼科受診することが多くなり，視力予後が格段に改善した．真菌性内因性眼内炎の患者の多くは他科病棟や集中治療室などに入院中であり，簡単に他院へ転院させることができないため，眼科医としての初期対応が求められる．本稿が内因性眼内炎の診断・治療の一助となれば幸いである．

文　献

1) 秦野　寛，井上克洋，的場博子ほか：日本の眼内炎の現状―発症動機と起炎菌―．日眼会誌，**95**：369-376，1991.

2) 石橋康久：内因性真菌性眼内炎の病期分類の提案．臨眼，**47**：845-849，1993.

3) 深在性真菌症のガイドライン作成委員会：深在性真菌症の診断・治療ガイドライン2014．協和企画，2014.
　Summary 真菌症フォーラムにより作成された深在性真菌症の診断・治療ガイドライン．カンジダ眼内炎と真菌性角膜炎についても記載されており，眼科医にも必携である．

4) Jackson TL, Paraskevopoulos T, Georgalas I：Systematic review of 342 cases of endogenous bacterial endophthalmitis. Surv Ophthalmol, **59**：627-635, 2014.

5) Todokoro D, Mochizuki K, Nishida T, et al：Isolates and antibiotic susceptibilities of endogenous bacterial endophthalmitis：a retrospective multicenter study in Japan. J Infect Chemother, **24**：458-462, 2018.
　Summary 27年ぶりに行われた細菌性内因性眼内炎の多施設調査報告．本稿のデータの詳細については原著をご参照いただきたい．

6) 板倉麻里子，戸所大輔，板倉宏高ほか：転移性眼内炎を契機に肝膿瘍が発見されたinvasive liver abscess syndromeの1例．臨眼，**68**：527-531，2014.

7) 田中大貴，川上秀昭，望月清文：知っておくべき内因性カンジダ眼内炎の管理指針．あたらしい眼科，**33**：1565-1571，2016.
　Summary カンジダ内因性眼内炎についての総説．最新のガイドラインの内容についてもわかりやすくまとめられている．

8) 地場達也，米山征吾，中込友美ほか：視神経経由

で化膿性脳室炎に至った肝膿瘍由来転移性眼内炎の1例. 日眼会誌, **119**：686-692, 2015.

9) 戸所大輔：内因性眼内炎の診断, その原因について教えてください. あたらしい眼科, **35**(臨増)印刷中

10) Satoh K, Makimura K, Hasumi Y, et al：*Candida auris* sp. nov., a novel ascomycetous yeast isolated from the external ear canal of an inpatient in a Japanese hospital. Microbiol Immunol, **53**：41-44, 2009.

特集/Brush up 眼感染症―診断と治療の温故知新―

眼感染症レビュー
涙嚢炎・涙小管炎

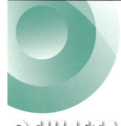

岡島行伸*

Key Words : 涙嚢炎(dacryocystitis), 涙嚢鼻涙管吻合術(dacryocystorhinostomy), 涙小管炎(canaliculitis), 放線菌(*Actinomyces*), メタゲノム解析(metagemonic analysis)

Abstract : 急性涙嚢炎は涙道疾患のなかでも臨床現場で比較的遭遇する疾患である.一般的には涙嚢部の著明な発赤,疼痛,腫脹を訴えるため診断はさほど困難ではないと考えられる.しかしながら,慢性涙嚢炎や涙小管炎は症例数も少なく,抗菌薬点眼に対しても抵抗性を示すものが多く難治性結膜炎と診断されることや,抗菌薬点眼の長期使用によるMRSAなどの耐性菌による症例が報告されている.抗菌薬点眼に抵抗性を示した場合などは外科的に速やかな処置が必要となり,また,感染が遷延化することで症状・所見の悪化,ときには角膜穿孔に至ることもあり,軽視できない疾患である.本稿では涙嚢炎・涙小管炎の診断ならびに治療のポイント,また,涙小管炎の新しい知見として次世代シークエンサーによるメタゲノム解析などの遺伝子解析により成因の解明に一歩ずつ近づいていくのではないかと示唆される.

涙嚢炎

涙嚢炎は鼻涙管が狭窄または閉塞することにより,閉塞近位側に涙液や涙道内分泌物が貯留し,これに細菌感染を生じて発症する疾患である.原因は先天性と後天性に,病態は原因にかかわらず急性涙嚢炎と慢性涙嚢炎に分けられる.

1.涙嚢炎の歴史的背景

涙嚢炎は鼻涙管が狭窄または閉塞することにより,閉塞近位側に涙液や涙道内分泌物が貯留し,これに細菌感染を生じて発症する疾患である.原因は先天性と後天性に,病態は原因にかかわらず急性涙嚢炎と慢性涙嚢炎に分けられる.先天鼻涙管閉塞(新生児涙嚢炎)は涙道が胎生期に顔面の発生とともに形成され,鼻涙管尾側は出生頃に下鼻道外側壁に開口するが,これが生後も開口されていない状態をいう.出生児の数%~20%に発生す

るといわれる.後天鼻涙管閉塞の原因は不明なものが多いが,顔面外傷・感染・非感染性炎症・副鼻腔疾患・涙道周辺の腫瘍・抗がん剤などで起こる.鼻涙管閉塞があり涙道内に炎症が生じると涙嚢炎を起こす.慢性的に経過する場合が多いが,慢性涙嚢炎が急性に悪化すると急性涙嚢炎が起こる.

2.標準的な診断法

新生児涙嚢炎:経過観察のみでよいが,稀に急性炎症を生じることがあるため,涙嚢部の腫脹や発赤が生じないかどうか観察する必要がある.

急性涙嚢炎:涙嚢周囲の皮膚症状が強い炎症を呈す.皮膚が発赤・菲薄化し,かつ痛みを伴う膿点が確認できる.

慢性涙嚢炎:涙嚢部領域の皮膚を触診しても圧痛は伴わない.皮膚発赤,腫脹も認めない.強い自覚症状は認めない.

3.標準的な治療法

新生児涙嚢炎:自然治癒されない場合や,急性

---

* Yukinobu OKAJIMA, 〒143-8541 東京都大田区大森西6-11-1 東邦大学医療センター大森病院眼科

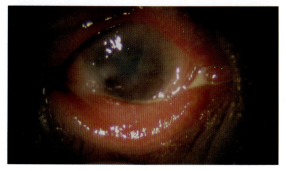

図 1. 86 歳, 男性. MRSA による慢性涙囊炎

炎症を生じる場合は抗菌薬の全身投与, プロービングなどの外科的治療により閉塞の解除を行う.

急性涙囊炎:広域スペクトル抗菌薬を投与する必要があり, 内服よりも点滴加療のほうがより効果的である. しかし, 内科的治療では炎症症状の改善に時間を要するので外科的治療を加えることが望ましい. 急性涙囊炎の治療は, 起因菌が同定されるまでは広域抗菌スペクトラムの抗菌薬で行われる. 効果的かつ耐性菌を生じさせないためにも眼脂や涙囊貯留物の培養・感受性試験を行う必要がある. 起因菌の同定がされれば, 狭域抗菌スペクトラムの抗菌薬に変更して治療を行う.

慢性涙囊炎:以前では涙道の再開通目的にて盲目的にブジーが施行されていたものの, 障害部位の上皮を傷つけること, 仮道を作ってしまうことより, 現在では有害無益という考えが主流である. 一般的に局所麻酔下で簡便に治療できる涙道内視鏡下シリコンチューブ挿入術が近年は第一選択であると考えられている. 根治治療は成人の場合, 基本的には鼻外法による涙囊鼻腔吻合術(dacryocystorhinostomy:DCR)の適応となるものの, 急性期ならびに出血量をおさえる必要性がある場合もあり, その時は鼻腔内からのアプローチとして皮膚切開を必要としない鼻内法による涙囊鼻腔吻合術, また近年では出力の安定した半導体レーザーが開発されたことにより, 今まで以上に侵襲が少ない半導体レーザーを用いた経涙小管涙囊鼻腔吻合術が行われるようになっている[1]. しかし, このような加療を施行できる眼科施設は少ないため, 抗菌薬点眼や内服, 涙囊洗浄等の治療で経過観察される症例が大半であるのが現状である.

4. 最新の情報

新生児涙囊炎は先天性鼻涙管閉塞に続発するが, 検出菌で最も多いのが Staphylococcus aureus と Haemophilus influenzae である. 一方, 成人の涙囊炎の検出菌として Streptococcus pneumoniae が最も多く, 次いで Staphylococcus aureus が多い. このほか Staphylococcus epidermidis, コアグラーゼ陰性ブドウ球菌(coagulase negative staphylococci:CNS), Pseudomonas aeruginosa, Neisseria, Klebsiella などが挙げられる. 一方, アメリカでの涙囊炎の検出菌は日本と同様に Staphylococcus と Streptococcus. そして, Haemophilus influenzae と Pseudomonas aeruginosa[2] と報告されている.

これら今と昔で原因菌種に大きな差は認めない. しかしながら, 鈴木ら[3]によると S. aureus は全体の 21.5% を占め, そのうちの 31% は MRSA(Methicillin-resistant Staphylococcus aureus)であったという(図 1). 以前よりブドウ球菌の中で MRSA の占める割合が年々増加傾向である背景因子として, 高齢者の MRSA 保菌率の増加ならびに抗菌薬の長期点眼[4,5]により MRSA は多剤耐性傾向を示し, セフェム系, アミノグリコシド系, マクロライド系やフルオロキノロン系などの眼科で使用できる抗菌点眼薬の多くに耐性を示す. そのためバンコマイシン®点眼など自家調剤点眼が処方可能な専門施設に速やかに紹介することも重要である. さらに今後は多剤耐性を獲得した MRSA が爆発的に増える可能性がある. MRSA 伝播予防ならびに抗菌薬乱用による耐性菌を誘導しないよう留意することも必要である.

最新の情報として, 抗がん剤による涙囊炎とドライアイ治療薬であるレバミピド点眼による二次性の涙囊炎が挙げられる. 最も一般的な抗がん剤であるテガフール・ギメラシル・オテラシルカリウム(TS-1), フルオロウラシル(5FU), ドセタキセル(DTX)は涙道閉塞[6]をきたし, その後, 涙囊炎となる可能性がある. 涙道閉塞の原因は涙液による涙道壁の直接障害, 内腔上皮の肥厚, 線維化

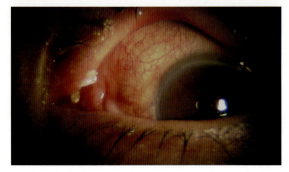

図 2. 涙小管炎 前眼部写真

が示唆されている．併せて，TS-1 の血中半減期が他の経口抗腫瘍薬に比較し長いことも関与していると示唆されている．特に眼科を受診する患者は問診時に抗がん剤使用について記入せずにいたり，眼科医自身も患者の既往歴の確認などが怠ったりしがちである．

また，ここ最近はドライアイの治療薬であるレバミピド点眼が涙囊炎を引き起こすことがあると報告されている[7]．点眼開始から涙囊炎発症まで期間が比較的短く，ときに急性涙囊炎を発症し，内眼角部の痛みや違和感などの訴えがある．通常の涙囊炎の経過と違う場合には，レバミピド点眼薬の使用有無を聞くことが重要である．しかしながら，レバミピド点眼使用による涙囊炎の発症機序に関しての見解はないものの元から鼻涙管閉塞がレバミピドを涙囊内に貯留させるために涙囊炎を発症するのではないかと示唆されている．可能であれば，レバミピド点眼使用前に患者に涙管通水検査を施行し，涙道閉塞が存在しないことを確認して点眼を開始する．または，点眼したときに苦みを感じるようであれば通水良好のことが多いため日常診療で通過障害の有無を確認するうえで重要ではないかと思われる．

薬剤が関与した二次性の涙囊炎を疑うときには，診察所見だけではなく過去に使用した点眼薬の聴取，他科や他院に診療情報提供するなどして連携を図ること，抗がん剤などの服薬歴をしっかり確認することで診断の手助けになる．

涙小管炎

1. 涙小管炎の歴史的背景

涙小管炎は涙道疾患の約 2% を占める比較的稀な疾患である．その発生機序は不明であるが，何らかの原因で涙小管粘膜が破綻し細菌などによる慢性的な感染を起こした結果，菌石（菌塊）が形成されるとされている．起炎菌として代表的なものとして *Actinomyces*(*A. israelii*, *A. meyeri*)，*Fusobacterium*，*Propionbacterium* などがある．混合感染が多く，*Aspergillus*，*Candida* といった真菌が検出されることもある．最近では多種多様な菌が検出され混合感染を生じている可能性が示唆される．

一般に中高年の女性に多く，経過の長い結膜炎で多量の眼脂を主訴とすることから長期間にわたりさまざまな抗菌薬点眼を処方される（図 2）．しかしながら，抗菌薬点眼では改善せず難治性慢性結膜炎として外来経過観察されていることが多い．涙小管炎であれば点眼加療のみでは改善せず，外科的手術による治療を要する．

2. 標準的な診断法

涙小管炎を診断するうえで次に挙げることが重要である．

①中高年女性
②片眼性で慢性または再発性結膜炎
③涙点から糸を引くような粘性の高い大量の分泌物や膿性眼脂
④流涙
⑤内眼角部に常時付着する大量の分泌物
⑥内眼角部の痛み
⑦涙小管部眼瞼の発赤・腫脹
⑧涙小管部の硬結・膨隆
⑨涙点の突出と涙点開口部の拡大
⑩涙点から脱出するポリープ
⑪涙点・涙小管を圧迫すると出てくる菌石

などが挙げられる[8)9)]．涙小管炎の患者は多くの場合，片眼性の流涙，眼脂および充血を主訴とする．そのため，初診時に結膜炎と診断され，抗菌薬点眼で治療されることが多い．

抗菌薬点眼で症状は軽度に改善するが治癒せず慢性結膜炎として何年も加療されている例もある．抗菌薬の点眼で改善のない結膜炎と上記の診

察所見で涙小管炎を疑うことが重要である．

3．標準的な治療法

涙小管炎と診断すれば，涙小管鼻側切開と掻爬による菌石の完全除去が原則である．抗菌薬点眼では治癒しない．通水や圧迫だけで菌石を除去できる場合もあるが取り残しが多く再発するため外科的に除去する．

4．最新の情報

涙小管炎は1854年にGraefe[10]が初めて報告した．以前より涙小管炎の起因として放線菌などの嫌気性菌であるといわれていたものの，実際の臨床現場で培養を提出したとしても放線菌を検出するのは困難であった[11]．その理由として，嫌気性菌は環境中の通常の酸素濃度では死滅してしまうためである．

そして，菌石(涙小管結石)の成因については放線菌以外にもさまざまな菌が検出されており，さまざまな論文が発表されており，その見解もさまざまである．放線菌検出が少なかったAnand[11]やVécsei[12]らは，涙小管炎患者において放線菌が10％前後にしか検出されないのに対して，黄色ブドウ球菌は約1/4にあたる25～26％で培養されると報告し，涙小管炎が放線菌によるものかということに疑問を問いかけた．つまり，放線菌ではなく別の菌が菌石形成にかかわっているのではないかと考察された．一方，Roman[13]らは放線菌とは別に真菌が菌石形成にかかわっているのはないかと報告された．しかし，その後の研究では真菌はたまたま検出されたものとして報告されるようになり，真菌は関係ないことが明らかになった．

通常涙小管炎の起炎菌として放線菌などの嫌気性菌を疑う場合は，通常の培養ではなく，検体採取容器に嫌気ポーターやBriscoe[14]らはPD Plus/F blood culture bottleなどを使用し，速やかに検査室に提出する必要があり特殊な採取方法が必要となることや，病理組織検査を施行したところ久保[15]やRepp[16]らは全例から放線菌が検出されることがわかり，Perry[17]らは以前から言われていた放線菌が主因であることが再認識されるように

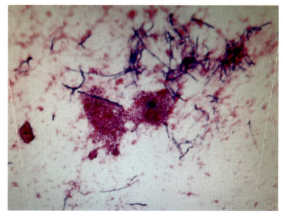

図3．図2から検出した菌石のグラム染色
特徴的なグラム陽性桿菌(細長)を認める．

なった．

また，涙小管炎が疑われた場合，当院では培養とは別に眼脂または摘出した菌石のグラム染色を行い直接鏡検することにより，グラム陽性桿菌(独特の細長い形状：図3)を確認することで迅速に診断し治療が可能となるため大変有用である．

近年では，放線菌などの糸状菌とその他菌石から多く検出されるグラム陽性菌や陰性菌などの非糸状菌との関係について問われるようになった．菌石の形成には糸状菌である放線菌はもちろんのこと，非糸状菌であるグラム陽性菌とグラム陰性菌が病因に関与するのではないかとLeung[18]，Perumal[19]らはこれら菌の混合感染であると報告した．

一方で，菌石から検出される細菌とは別に有機化合物の研究も行われている．以前よりリン酸カルシウム結石が検出されたとの報告がされていたものの，Iliadelis[20]，Orhan[21]らは細菌以外にも有機化合物が菌石から検出され報告した．また，久保[22]らはタンパク質も凝集，凝固に大きく関係があると報告されている．

つまり菌石形成に至る過程には，細菌側因子ならびに有機化合物側因子の両因子からのアプローチが必要ではないかと思われた．

細菌側アプローチとして，今回我々は東邦大学医学部微生物教室に依頼し，当院ならびに他3施設で涙小管炎21症例から摘出した菌石を次世代シークエンサーを用いてメタゲノム解析を行った．メタゲノム解析は，培養検査等では検出でき

表 1. 21 症例のメタゲノム解析の結果（21 症例すべて検出した菌（属））

属	検出された症例数	割合(%)
Actinomyces	21	100
Propionibacterium	21	100

表 3. 21 症例のメタゲノム解析の結果（好気性菌上位 6 属）

好気性菌(属)	検出された症例数	割合(%)
Streptococcus	20	95.2
Streptomyces	20	95.2
Escherichia	17	80.9
Haemophilus	17	80.9
Pseudomonas	17	80.9
Ralstonia	17	80.9

表 2. 21 症例のメタゲノム解析の結果（嫌気性菌上位 6 属）

嫌気性菌(属)	検出された症例数	割合(%)
Campylobacter	19	90.4
Corynebacterium	19	90.4
Citrobacter	18	85.7
Parvimonas	18	85.7
Arthrobacter	17	80.9
Fusobacterium	17	80.9

なかった細菌を含めて，生息する細菌種をまるごと検出する全く新しい DNA の解析技術を用いることにより菌種組成や菌叢の持つ機能を解明できる新しい手法である．その結果，細菌は全例から検出，ウイルス，真菌は全例からは検出されなかった．つまり菌石は既知の事実として細菌の塊である．次に検出された細菌の内訳を表1〜3に示す．*Actinomyces* 属，*Propionibacterium* 属の嫌気性菌は全例から検出，その次に多く検出されたのは *Streptococcus* 属，*Streptomyces* 属などの好気性菌，さらには *Campylobacter* 属，*Corynebacterium* 属の嫌気性菌であった．つまり菌石は以前から病因であった *Actinomyces* 属と *Propionibacteruim* 属の嫌気性菌と *Streptococcus* 属や *Streptomyces* 属の好気性菌，さらにその他の嫌気性菌が混合感染によって形成されていることがわかった．

では，この菌がどのようにして菌石を形成するのであるか？　菌石の形成にかかわる代表的な菌について考察してみた．菌石は歯周病の原因となるデンタルプラーク形成菌とほぼ類似していた．デンタルプラーク形成にはバイオフィルムが関与しておりデンタルプラーク＝バイオフィルムと考えられている[23]．バイオフィルムは微生物の集合体で，数種の細菌がコミュニティーを作って増殖したものであり，菌が外的要因（薬剤，体内の免疫反応，口腔内の環境変化など）から身を守っている．菌によるバイオフィルム形成が菌石の基礎と

なり，さらに有機化合物であるタンパク質やカルシウム等の付着により菌石が形成されるのではないかと推測される．

しかしながら，本研究では有機化合物の検出はできず，有機化合物側の成因を解明するには至らなかった．今後それらの研究が進むことで菌石形成メカニズムが解明されていくのではないかと期待する．

文　献

1) 森寺威之：経涙小管レーザー涙囊鼻腔吻合術（レーザー DCR）．眼科，**59**(10)：1193-1198，2017．

2) Taylor RS, Ashurst JV：Dacryocystitis. 2017 Dec 3. StatPearls. Treasure Island(FL)：StatPearls Publishing, 2018.

3) 鈴木　亨，森田啓文，柳本孝子ほか：涙道手術では抗菌点眼薬は何を選択すべきか．あたらしい眼科，**17**：385-389，2000．

4) 稲垣香代子，外園千恵，佐野洋一郎ほか：眼科領域における MRSA 検出動向と臨床経過．あたらしい眼科，**20**：1129-1132，2003．

5) 児玉俊夫，山本康明，首藤政親：メチシリン耐性黄色ブドウ球菌涙囊炎の検討．あたらしい眼科，**32**(4)：561-567，2015．

6) 柏木広哉：抗がん剤による眼障害—眼部副作用—．癌と化学療法，**37**：1639-1644，2010．

7) 古田英司，柴崎佳幸，福田泰彦ほか：レセプトデータベースを用いたレバミピド懸濁点眼液による涙囊炎・涙道閉塞関連事象の発生状況に関する検討．あたらしい眼科，**333**：1489-1492，2016．

8) 栗橋克昭：診断・治療のポイント＜眼瞼・涙器・眼窩＞　涙小管炎．臨眼，**57**(11)：107-113，2003．

9) 大江雅子：疾患別　診断・治療の進め方と処方例　涙器・眼窩疾患　涙小管炎．臨眼，**70**(11)：130-

134, 2016.

10) Graefe AV：Koncretionen im unteren Thraenen-roerchen durch Pilzbildung. Arch fur Ophthalmol, **1**：284-288, 1854.
   Summary 涙小管炎の初めての報告.

11) Anand S, Hollingworth K, Kumar V, et al：Canaliculitis：the incidence of long-term epiphora following canaliculotomy. Orbit, **23**(1)：19-26, 2004.
   Summary 涙小管炎症例で黄色ブドウ球菌が多く検出された.

12) Vécsei VP, Huber-Spitzy V, Arocker-Mettinger E, et al：Canaliculitis：difficulties in diagnosis, differential diagnosis and comparison between conservative and surgical treatment. Ophthalmologica, **208**(6)：314-317, 1994.
   Summary 涙小管炎症例で黄色ブドウ球菌が多く検出された.

13) Roman A, Segal E, Blumenthal M：Canaliculitis with isolation of Pityrosporum parachydermatis. Br J Ophthalmol, **62**：752-754, 1978.
   Summary 涙小管炎症例で真菌が検出された.

14) Briscoe D, Edelstein E, Zacharopoulos I, et al：Actinomyces canaliculitis：diagnosis of a masquerading disease. Graefes Arch Clin Exp Ophthalmol, **242**(8)：682-686, 2004.
   Summary 放線菌の分離培養に PD Plus/F blood culture bottle を用いた.

15) 久保勝文, 桜庭知己, 板橋智映子：涙小管炎病因精査での涙小管結石の病理検査の有用性. 眼科手術, **21**(3)：399-402, 2008.

16) Repp DJ, Burkat CN, Lucarelli MJ：Lacrimal excretory system concretions：canalicular and lacrimal sac. Ophthalmology, **116**(11)：2230-2235, 2009.
   Summary 病理検査をすると全例から放線菌が

検出された.

17) Perry LJ, Jakobiec FA, Zakka FR：Bacterial and mucopeptide concretions of the lacrimal drainage system：an analysis of 30 cases. Ophthalmic Plast Reconstr Surg, **28**(2)：126-133, 2012.
   Summary 涙小管炎の主因は放線菌である.

18) Leung DY, Kwong YY, Ma CH, et al：Canaliculitis associated with a combined infection of Lactococcus lactis cremoris and Eikenella corrodens. Jpn J Ophthalmol, **50**(3)：284-285, 2006.
   Summary 涙小管炎は混合感染である.

19) Perumal B, Carlson JA, Meyer DR：A Pathological Analysis of Canaliculitis Concretions：More Than Just Actinomyces. Scientifica (Cairo). 2016.
   Summary 涙小管炎は混合感染である.

20) Iliadelis E, Karabatakis V, Sofoniou M：Dacryoliths in chronic dacryocystitis and their composition(spectrophotometric analysis). Eur J Ophthalmol, **9**(4)：266-268, 1999.
   Summary 涙小管炎は菌以外にも有機化合物が検出される.

21) Orhan M, Onerci M, Dayanir V, et al：Lacrimal sac dacryolith：a study with atomic absorption spectrophotometry and scanning electronmicroscopy. Eur J Ophthalmol, **6**(4)：478-480, 1996.
   Summary 涙小管炎は菌以外にも有機化合物が検出される.

22) 久保勝文, 櫻庭知己：涙小管結石および涙囊結石に対しての結石成分分析. あたらしい眼科, **35**(4)：529-532, 2018.

23) ten Cate JM：Biofilms, a new approach to the microbiology of dental plaque. Odontology, **94**(1)：1-9, 2006.
   Summary デンタルプラーク形成にはバイオフィルムが関与している.

特集/Brush up 眼感染症—診断と治療の温故知新—
眼感染症—診断と治療の未来像—
塗抹検鏡の重要性

鳥山浩二*

Key Words: 眼感染症（ocular infection），塗抹検鏡（smear microscopy），原因微生物（causative organism），経験的治療（empiric therapy），グラム染色（Gram staining）

Abstract: 感染症治療は原因微生物に対して有効な抗微生物薬の投与が必須となる．塗抹検鏡は原因微生物を同定するうえで最も基本的な微生物学的検査だが，残念ながら実際の臨床現場ではこれを省略し臨床所見のみから経験的治療が行われるケースが多い．塗抹検鏡を行うことで，その病態が感染性か非感染性かを迅速に判断することが可能であり，治療方針を決定するうえで大きな助けとなる．角膜擦過や塗抹などの手技は慣れていないとどうしても敬遠してしまいがちであるため，日頃から感染症をみたら微生物学的検査を行う習慣をつけておくことが重要である．

はじめに

感染症診療において原因微生物を同定することは，有効な治療薬を選択するうえで最も重要である．塗抹検鏡は古典的検査法だが得られる情報は非常に多く，遺伝子診断が発展した現在においてもその有用性は変わることはない．本稿では塗抹検鏡の有用性と実際に標本を作製，観察するうえでの注意点につき解説する．

塗抹検鏡の有用性

1．迅速性と簡便性

塗抹検鏡の利点としてまず挙げられるのが迅速性と簡便性である．眼感染症の確定診断には病巣部からの病原微生物の検出が必要だが，塗抹検鏡では検体採取から結果判読まで15分程度で結果が得られ，これにより病原体が検出されれば速やかに感染症と確定診断したうえで治療を開始することができる．また，光学顕微鏡と染色用キットさえあれば施設を問わず行うことができることも，他の検査法と比較し優れた点である．

2．初期治療薬の決定

眼感染症診療において初期治療薬の選択は重要である．特に感染性角膜炎では病期の進行は視力予後に直結するため，速やかに有効な抗微生物薬による治療を開始する必要がある．典型例であれば患者背景や臨床所見のみでも原因となっている病原微生物を推定することは可能だが，臨床の現場では判断に迷う症例が多い．病原微生物を同定するには，細菌・真菌であれば培養による検出が主な手段だが，結果が出るまでに数日を要するため，実際には培養結果が出る前に原因微生物を推定し経験的治療（empiric therapy）を行うことになるが，塗抹検鏡はこの際の治療薬決定に非常に有用な情報を与えてくれる．グラム染色では細菌，酵母，糸状菌，アカントアメーバの嚢子などを検出可能であり，細菌であればグラム陽性か陰性か，球菌か桿菌かを分類することができる．眼科領域で主に検出される病原微生物はある程度限られているため，グラム染色の結果を，患者背景，

---

* Koji TORIYAMA，〒791-0295　東温市志津川　愛媛大学医学部眼科学教室

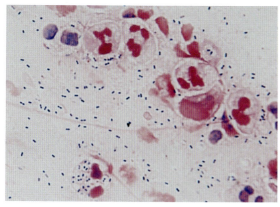

図 1. 肺炎球菌のグラム染色像
グラム陽性の楕円形(ランセット型)の双球菌で, 莢膜を有する. 塗抹像のみで肺炎球菌と診断できる所見である.

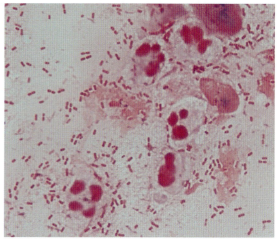

図 2. モラクセラのグラム染色像
他に類をみない大型のグラム陰性双桿菌で, 両端が太い. モラクセラ属の代表である *Moraxella catarrhalis* は球菌だが, 眼科領域からは桿菌である *M. lacunata*, *M. nonliquefaciens* などが分離されることが多い.

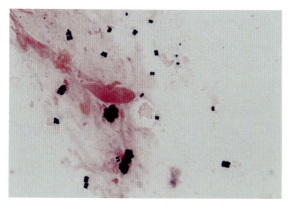

図 3. 症例1の角膜擦過物のグラム染色像
ブドウの房状に集簇したグラム陽性球菌を認める.

臨床所見と併せて評価することで, ほとんどの症例で正確な empiric therapy を選択することが可能となる. また, 菌によってはグラム染色像のみで属レベルまで診断することもできる(図1, 2).

症例提示

症例1:76歳, 男性. 1年前に水疱性角膜症に対し全層角膜移植を施行され, フルオロキノロン点眼薬を長期間使用していた. 眼痛・視力低下を自覚し来院, 角膜移植片上に類円形の小膿瘍を認めた. 角膜擦過物の塗抹検鏡ではブドウの房状に集簇したグラム陽性球菌を認めた(図3). 塗抹所見と, フルオロキノロン点眼下に感染が起こっていることから, 原因菌としてメチシリン耐性ブドウ球菌を疑い, バンコマイシン点眼による加療を開始した. その後, 培養にて予想通りメチシリン耐性黄色ブドウ球菌が検出され, 治療薬を変更す

ることなく角膜炎は治癒した. 塗抹所見と患者背景により正確な empiric therapy が選択可能となることを示す1例である.

3. 炎症細胞の観察

塗抹検鏡では微生物以外に病巣部の炎症細胞を観察することができるが, これは他の検査にはない大きなメリットである. 培養検査で結膜嚢の常在菌が検出された場合, それが原因菌なのか単に常在菌を拾っているだけなのか迷うケースがあるが, そのような時は塗抹検査での好中球の貪食像の有無が原因菌か否かを判断するうえで非常に重要な情報となる(図4). 塗抹で炎症細胞をみることは結膜炎の診断においても有用である. 結膜炎の原因は細菌, ウイルス, アレルギーとさまざまである. それぞれ確定診断する代表的な検査法としては細菌であれば培養, ウイルスやアレルギーでは抗原検出キットが挙げられるが, すべてを行うことは難しく, 臨床所見からある程度原因を推定したうえで検査を行う必要がある. しかし, ディフ・クイック染色で白血球の種類を観察することで, 好中球優位であれば細菌性, リンパ球優位であればウイルス性, 好酸球を認めればアレルギー性といった具合に, 1つの検査で結膜炎の原因を鑑別することが可能である. これは検体採取が困

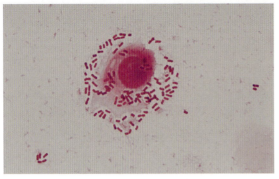

図 4. 好中球による貪食像
モラクセラを貪食する好中球を観察できる．

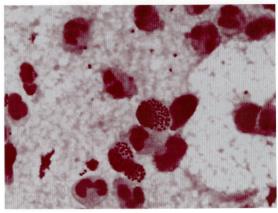

図 5. 淋菌のグラム染色像
淋菌性結膜炎の眼脂のグラム染色．グラム陰性の双球菌と多数の好中球を認める．

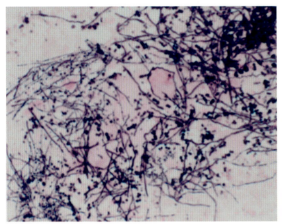

図 6. 放線菌のグラム染色像
グラム陽性のフィラメント状の放線菌(アクチノマイセス)が多量に観察できる．涙小管炎の菌石から検出

難な小児の結膜炎診療時などで特に威力を発揮する．さらに，結膜炎の原因となるウイルスとしては主にアデノウイルスと単純ヘルペスウイルスが挙げられ，治療方針も全く異なるが，前者がリンパ球優位であるのに対し，後者はリンパ球と好中球が同程度の割合で存在するため両者の鑑別においても参考になる．

4．培養困難な菌の検出

細菌の中には通常の培養では検出されにくいものも存在する．淋菌は外界への抵抗力が弱く，生体外ではすぐに死滅してしまうため，培養では検出されにくい．アクチノマイセスやノカルジアなどの放線菌は培養を開始して発育がみられるまでに1週間以上かかることもあり，あらかじめ情報がないと検査部で陰性と判断されてしまう可能性がある．これらの菌においても塗抹検査を行えば容易に診断することができ(図5, 6)，培養検査を

行ううえでの有用な情報にもなる．

5．治療方針の軌道修正

初期治療が奏効しない場合は治療方針の変更が必要になるが，このような際も治療開始前の検査で病原微生物が検出されているいないに関わらず，再度塗抹検鏡を行うことで有用な情報を得られる可能性がある．特に診断がつきにくく，難治である真菌，放線菌，非定型抗酸菌などはある程度治療薬が使用されていても塗抹で検出できることが多いため，治療方針に迷ったときは塗抹検鏡で再確認することが重要である．

症例提示

症例2：71歳，男性．周辺部角膜潰瘍既往があり，抗菌薬，ステロイド点眼を長期間使用されていた．角膜実質にびまん性の淡い顆粒状浸潤が出現し，種々の抗菌薬，ステロイド点眼で加療されるも1年以上にわたり寛解と増悪を繰り返し，やがて一部膿瘍を形成したため来院(図7)．病巣部の塗抹検鏡で酵母様真菌を認め(図8)，培養でも *Candida albicans* が分離されたため，抗真菌薬の点眼を開始した．膿瘍は消失するも，びまん性の淡い細胞浸潤は改善せず，再度塗抹検鏡を施行したところ，ファンギフローラ染色および好酸性染色で卵型に染色される像を認め(図9, 10)，塗抹所見によりmicrosporidiaによる角膜炎と診断した[1]．その後，保存的加療を続けるも難治であったため，治療的にDALKを施行．切除角膜の透過型電子顕微鏡検査でもmicrosporidiaを確認する

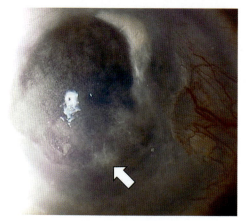

図 7. 症例 2 の初診時前眼部写真
びまん性の淡い顆粒状浸潤を認める．一部膿瘍を形成している（白矢印）．

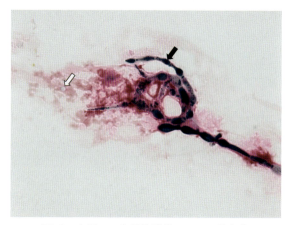

図 8. 症例 2 の角膜擦過物のグラム染色像
発芽した酵母様真菌を多数認める（黒矢印）．一部グラム陰性の卵円形の像も観察できる（白矢印）．

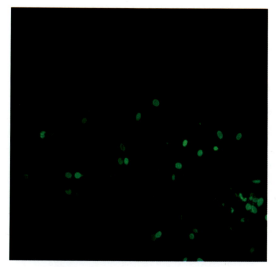

図 9. ファンギフローラ Y® 染色
卵円形の蛍光染色された像を認める．

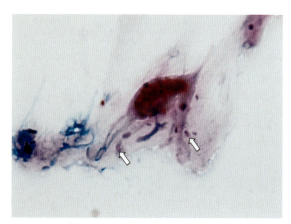

図 10. 好酸性染色（Kinyoun 染色）
赤く染まる卵円形の像が観察できる．

ことができた[2]．本症例は 1 年以上前からびまん性の浸潤がみられていたことから，長期間におよび microsporidia による角膜炎に罹患していたところにカンジダ感染を合併したものと推察される．初診時の塗抹・培養で *Candida albicans* が検出されたが，治療経過が思わしくないため初診時の標本を見直したところ，酵母様真菌とは異なる卵形の像を認めたため microsporidia を疑い，ファンギフローラ染色・好酸性染色を行うことで診断に至った．このように治療方針を見直したいときに塗抹検鏡は大きな助けとなり，稀な病原微生物であっても適切な染色を行うことで検出できることがある．

塗抹検鏡の実際

1．塗抹は検体採取時に

眼科領域で採取できる検体量は少なく，その微量な検体で塗抹，培養，PCR など複数の検査を行わなければならないことが多い．特に角膜擦過物のように非常に少ない量の検体を提出する際は，輸送培地を用いると検体のロスが起こり検出率がかなり低下してしまうため，採取した検体は直接スライドグラスに塗抹することが望ましい．眼脂や涙道由来の膿など検体量が多い場合は輸送培地を用いてもよいが，院内に検査室があり，すぐに検査可能なのであれば滅菌スピッツに採取した綿棒を入れて提出したほうが検出率は高くなる．検体をスライドグラスに塗抹する際は，標本が厚す

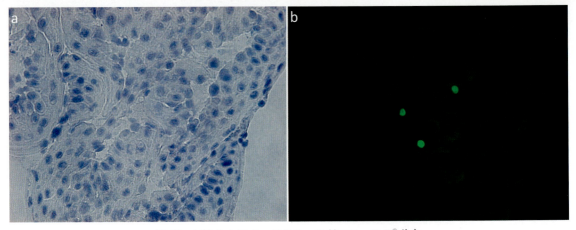

図 11. アカントアメーバのファンギフローラ Y® 染色
蛍光染色されたアカントメーバシストを認める(b). 同一切片のヘマトキシリンエオジン染色では上皮細胞との判別が困難であることがわかる(a).

ぎると染色ムラが生じ詳細な観察が困難になるため,眼脂など量が多い検体ではスパーテルやもう1枚スライドグラスを用いるなどして,面で押し当てながら一拭きして均一に引き伸ばす.また,薄すぎても検出感度が下がってしまうため,角膜擦過物など検体が微量の際は採取した綿棒で軽くスタンプしたり,スライドグラス状で転がすように塗抹するとよい.自身で塗抹することは面倒に感じるかもしれないが,これを行うかどうかで大きく検出率が異なってくる.染色・標本の観察を検査室に任せている場合でも,塗抹はぜひ自らの手で行って頂きたい.

2. 染色法の選択

塗抹したスライドグラスを風乾させた後,固定を行う.固定液はメタノールを用いるのが細胞の変性が少ないため推奨されている.ディフクイック®染色用の固定液はメタノールなので,他の染色を行う場合の固定にも用いることができる.メタノールがない場合はエタノールを用いるとよい.染色法はグラム染色を基本とする.一般的な細菌・真菌は検出可能であり,感染を疑う場合はまず行うべき染色法である.先述の炎症細胞の情報が必要な場合はディフクイック®染色も併用するとよい.真菌を強く疑う場合はファンギフローラY®染色を行うと,菌量が少ない場合でも高感度の検出が可能であるが,観察には蛍光顕微鏡を要する.アカントアメーバシストの検出に有用である(図11).また,頻度は稀だが角膜炎の起炎菌となる非定型抗酸菌の検出には好酸性染色が必要となる.グラム染色で染色の悪い陽性桿菌を認めた際は,積極的に疑って好酸性染色を行うのがよい.

3. 検鏡のポイント

検鏡はまず低倍率から観察し,全体のオリエンテーションをつける.菌の周囲には炎症細胞が浸潤しているため,炎症細胞を多数認める付近で1,000倍の油浸レンズに変えて観察すると効率的に菌を検出することができる.塗抹像の判定は日頃から行っていないとなかなか困難である.慣れないうちは検査室に足を運び,検査済みのスライドを見せてもらうのがよい.検査室とのコミュニケーションを深める意味でも非常に有意義である.

おわりに

日頃行っていないと角膜擦過による検体採取などは特に敬遠してしまいがちだが,塗抹検鏡を含む微生物学的検査は一度治療が開始されると検出率は極端に低下してしまう.必ず治療開始前に行っておくことが望ましい.

文 献

1) 友岡真美,鈴木 崇,鳥山浩二ほか:真菌感染症を併発したMicrosporidiaによる角膜炎の1例. あたらしい眼科,31:737-741, 2014.
2) 川口秀樹,鈴木 崇,宇野敏彦ほか:透過型電子顕微鏡にて病理像を観察したMicrosporidiaによる角膜炎の1例. あたらしい眼科,33:1218-1221, 2016.

特集/Brush up 眼感染症―診断と治療の温故知新―
眼感染症―診断と治療の未来像―
培養の重要性と限界

坂本万寿夫*

Key Words: 培養(culture), マイクロバイオーム(microbiome), 細菌(bacterium), 真菌(fungus), アカントアメーバ(acanthamoeba)

Abstract: 昔から感染症診療において培養検査は起因菌検出におけるゴールデンスタンダードである. しかしながら, サンプル採取時において適切な手法, 提出, 保管を怠ると菌が検出されないだけではなく, サンプル汚染を起こし正確な培養結果を表すことができず的確な治療が行えない. 培養結果についても必ずしもサンプル内の細菌叢を厳密に表しているとは限らず, 塗抹結果などその他の検査結果や臨床経過などでの総合的な判断が必要である. また, 培養を依頼する際にも情報提供を行うことで検査部技師との密な連携を図ることができ, より的確な感染症診断が可能になると考えられる.

培養の臨床的意義(有用性)

眼科臨床で培養検査を実施する状況は, 大きく分けて次の2つがある. ①正常眼表面サンプルの培養と, ②感染症患者の病巣サンプルの培養である.

①では, 主に眼表面の常在細菌叢(マイクロバイオーム)を把握することが目的である. 内眼手術後ごく稀に発症する眼内炎の起炎菌のほとんどが, 眼表面マイクロバイオーム由来であるため, 術前に患者の眼表面マイクロバイオームを把握することで万が一に備える, という臨床的意義がある. また, 正常眼表面マイクロバイオームの疫学情報を把握していれば, 他臓器や環境など眼表面以外に由来したと思われる微生物が分離されたときに見逃さないという利点もある.

②では, コッホの原則が定義するところの「起炎菌」に, 「病巣から分離される」という条件があるため, 起炎菌特定の目的で実施する. 感染症診療における必須検査である. 通常, 培養結果には分離された微生物の属名か種名のみならず, 臨床でよく使用されている各種薬剤に対する感受性試験の結果も付記されるため, 薬剤選択の客観的根拠となる.

培養での注意点

1. サンプル採取時

a) 細菌性結膜炎

サンプル量が比較的多い眼脂を材料とするのが良い. 結膜囊拭い液でも良い. サンプル採取用のスポンジや綿棒が付いた輸送用培地を用いると, 個別の物品を準備する必要がなく便利である. 眼脂は, 眼瞼に付着して固まったものよりは, まだ粘性のあるものを採取するのが良い.

b) 細菌性・真菌性角膜炎

円刃刀やゴルフメスなどで, 角膜擦過物を採取する. 一般的に, 角膜潰瘍の潰瘍底(中心部)は白血球や壊死組織が主体となっており, 微生物がほとんど存在しない. 陽性率を上げるためには, 潰瘍辺縁部(正常角膜との境目)を擦過・搔爬するこ

* Masuo SAKAMOTO, 〒589-8511 大阪狭山市大野東377-2 近畿大学眼科

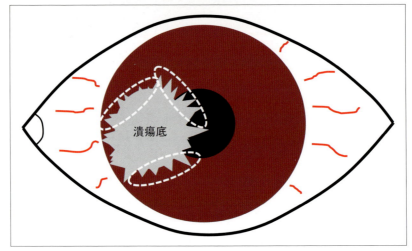

図 1. 角膜擦過部位(細菌性・真菌性角膜炎)
潰瘍底ではなく潰瘍辺縁(破線で囲んだ領域)を擦過する．

とが重要である(図1)．角膜擦過・掻爬が難しい場合は，眼脂でも，何も培養しないよりは良い．ただし，結果は眼表面マイクロバイオームによるサンプル汚染の可能性があることに注意が必要である．

c）アカントアメーバ角膜炎

円刃刀やゴルフメスなどで角膜掻爬をして，サンプルを採取する．初期例では，角膜膿瘍ではなく角膜浸潤を呈することが多いが，病的角膜上皮は接着がもろいため，擦過・掻爬で容易に上皮を剝離できる．輪部から約 2 mm 離し，角膜全面の 8 割程度の上皮を擦過・掻爬する(図2,3)．採取できるサンプル量が少ない場合は，滅菌された 1,200 μl 容量のサンプルチューブに生理食塩水やリン酸緩衝生理食塩水を入れ，そこに擦過物を入れて提出するのが良い．事前に検査部と相談するのも一案である．

d）涙囊炎

急性涙囊炎では，涙囊分泌物を涙点から採取する．あるいは皮膚が自壊排膿している場合は，経皮的に採取する．涙管通水時に吸引したものでも良い．慢性涙囊炎では，涙点に付着している涙囊逆流物を採取するか，涙管通水時に涙囊分泌物を吸引採取する．培地や感染性結膜炎と同様の輸送用培地を用いると便利である．

e）感染性眼内炎

前房水や硝子体を採取する．硝子体手術に至った場合は，術中に採取する．極力，眼表面マイクロバイオームによるサンプル汚染を防ぐように，サンプル採取時には眼表面を消毒した後に 30G 針で採取し，針を眼外に引き抜く際に吸引した液体をわずかに押し出しながら針を抜く．術中採取する場合，硝子体は手術機器のカセットから採取する．

2．サンプル提出・保管時

a）提出時

涙囊炎や遅発性眼内炎のサンプルでは，嫌気培養もオーダーする．その際，密閉した容器に酸素吸収剤とともにサンプルを入れて移送できる，嫌気ポーターを利用すると厳密な嫌気培養が可能となる．嫌気ポーターは，細菌検査部に相談すると借用可能なことがある．

b）保管時

採取したサンプルは，当日中にできるだけ早く検査部へ提出すべきだが，止むを得ず一時保管しなければならない場合は，必ず冷蔵保存する．もし採取したサンプル内に，起炎菌のみならず病巣以外の部位から，あるいは眼表面マイクロバイオームからサンプル汚染菌が混入していた場合，室温保存すると汚染菌の種類によってはサンプル内で最優位となり，培養結果が病巣の状態を正しく表さなくなる可能性があるからである．

c）特殊な微生物の場合

淋菌は簡単に死滅するため，淋菌感染症を疑う

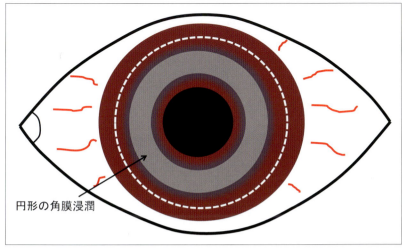

図 2. 角膜擦過部位（アカントアメーバ角膜炎）
破線で囲んだ領域全体を掻爬・擦過する．

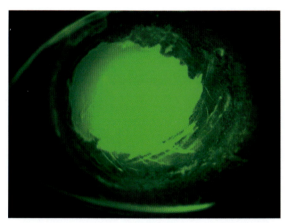

図 3. 角膜擦過直後
角膜全面の約 80％の上皮を掻爬・擦過する．

場合はサンプルの採取法や移送法について事前に検査部へ相談しておく．真菌は，種によって培養条件が大きく異なり，中には接種後に培地上でコロニー形成するまで数週間要することもある．多くの検査部は，他科からの多くの臨床サンプルの検査を実施しているため，事前にいつまで培養を継続してほしいか希望を伝えておくのが良い．

アカントアメーバの培養には，non-nutrient 培地かサブロー培地などの特殊培地に加え，アメーバの栄養源として酵母抽出液や大腸菌が必要である．検査部によっては対応していない施設もあるため，培養を実施したい場合は経験のある検査技師や医師に相談するのが良い．

培養の限界

培養とは，人間がこれまでの知見をもとにサンプルに存在している微生物をあらかじめ想定し，実験室のインキュベーター内でその微生物を増殖させるという，バイアスのかかった操作である．すなわち，サンプル内に存在するすべての微生物にとって至適環境を提供しているわけではないので，培養の結果はサンプル内の微生物叢を厳密に表しているわけではないという認識が必要である．本来であれば，培養に提出したサンプルを事前に塗抹検鏡も実施し，その形態を確認することで，どのような微生物がどの程度の割合でサンプル内に存在するのかを把握したうえで培養結果を判断するのが理想ではある．以下，塗抹検鏡を実施できない場合を想定し，培養結果が陽性か陰性かに分けて解説する．

1．培養陽性の場合
a）細菌感染

感染病巣から採取したサンプルの培養が陽性であれば，通常は分離された菌が起炎菌であると判断され，薬剤選択の唯一の客観的根拠となる．しかし前述のごとく，サンプル採取時に汚染菌を含んでいる場合で，報告が 1 種であったら，汚染菌のみが報告されている可能性もある（図 4）．選択された薬剤に対する反応を鑑みながら慎重に判断すべきである．治療経過に疑問を感じた場合は，

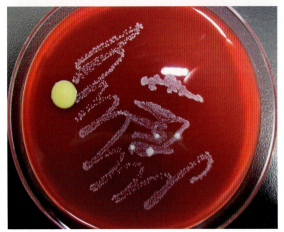

図 4. 眼脂を採取した綿棒の画線培養
3 種類の菌が存在するが,培養結果では 1 種のみであった.

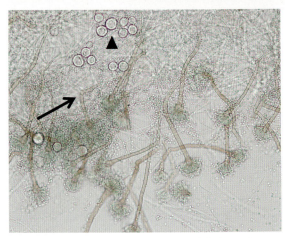

図 5. *Aspergillus* 属のコロニー染色(×200)
L 字形に曲がる足細胞(矢印)とカエルの卵のような形態のヒューレ細胞(矢頭)から *Aspergillus nidulans* と種同定できる.

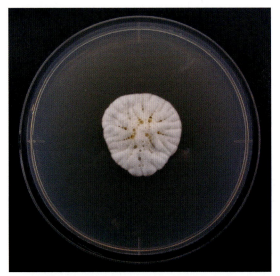

図 6. *Acremonium* 属の巨大コロニー
角膜擦過物の培養でスエードのような外観の巨大コロニーを形成している.

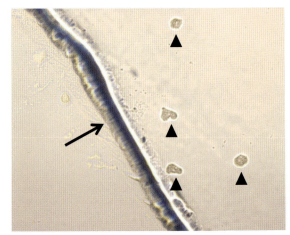

図 7. アメーバ栄養体の位相差顕微鏡像(×400)
N-N 培地に角膜擦過物を塗布した部位(矢印)の近傍に栄養体(矢頭)が確認できる.

再度サンプルを採取し培養する.

b)真菌感染

Aspergillus 属など環境中に胞子が多く浮遊している糸状菌が報告された場合,サンプル採取時の空気汚染の可能性が完全否定できず,判断には注意が必要である.なお真菌の属や種の厳密な同定には,培養陽性となったコロニーの染色(図5)か,継代培養して作成した巨大コロニーの形態を観察する(図6)必要がある.学術的に厳密な属や種同定を実施する場合,検査部に培地を保管してもらうよう,事前に連絡しておくと良い.

c)アカントアメーバ感染

アカントアメーバ自体は環境中に存在するため,サンプル採取時の環境汚染の可能性を完全否定はできないが,角膜擦過物を突き立てた平板培地を位相差顕微鏡で観察し,突き立てた部位から栄養体が発生していることを確認した場合(図7)は起炎微生物としてアカントアメーバが分離されたと判断して良い.なおアカントアメーバは,細菌や真菌のように平板培地に肉眼でわかるコロニーを形成するわけではないことを知っておかねばならない.

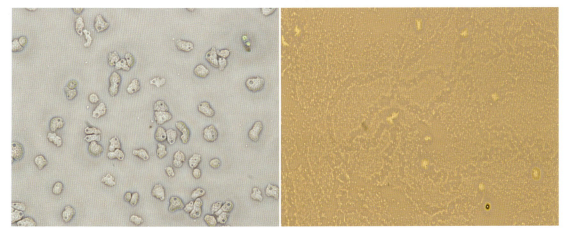

図 8. アカントアメーバの培養(位相差顕微鏡像)
a:PYG 液体培地で培養すると 3〜7 日で栄養体が現れてくる(×400).
b:酵母抽出液を塗布した N-N 培地上を栄養体が移動した痕跡(amoebic trail)がある(×200).

2. 培養が陰性の場合

臨床において培養陰性の場合,起炎菌不明と判断されてしまうが,実際には採取したサンプルに多くの微生物が存在することがある.可能であれば,塗抹検鏡やPCRを併用してサンプルを精査することが望ましい.

a) 細菌感染

大気と同じ濃度の酸素があると死滅する偏性嫌気性菌が起炎菌の場合,厳密に嫌気培養をしなければ培養陽性にならない.環境由来のグラム陰性桿菌には,難培養あるいは培養不可能菌が少なくない.コリネバクテリウムは眼表面マイクロバイオームの構成菌ゆえ,分離されてもいまだ「グラム陽性桿菌」とだけしか報告されないこともある.サンプルを何の情報もなく検査部に提出さえすれば,種々の手法を駆使して起炎菌が培養されてくる.培養陰性であればサンプル中に微生物がいなかった,と判断しがちだが,実際にはサンプル中に多量の微生物が存在することを塗抹検鏡で確認していても,培養陰性となることは多々ある.臨床の臨場感を検査部へ直接伝えることや,臨床所見から推察している微生物についての事前の情報提供だけで,培養陽性率が向上する可能性がある.

b) 真菌感染

真菌は,種や培養条件によってコロニー形成に長時間要することがある.通常,検査部では培地で1週間程度培養して肉眼的にコロニーを形成しなければ,陰性と判断され培地そのものが破棄されてしまう.しかし,中には培地に接種後7週間経過してコロニー形成をしたという報告もある[1].いつまで培養を継続すべきか,事前に検査部と相談しておくのが良い.

c) アカントアメーバ感染

アカントアメーバは,細菌や真菌以上に培養に時間を要する.かつ培地上に肉眼でわかるコロニーを形成するわけではなく,培養陽性か陰性かの判定には,位相差顕微鏡(図8)あるいは光学顕微鏡の絞りを絞った状態で,うまく培地の表面に焦点を合わせて観察しなければならない.実際の臨床現場では,培養の結果に頼ることができない疾患となる.

眼科臨床における培養検査の今後

培養検査が,感染症診療における起炎菌検出のゴールドスタンダードであることには,今も昔も変わりがない.しかし,その有用性と限界を十分理解したうえで,より効率の良い方法で培養検査を実施し,その結果を正しく判断するためには,臨床経過やその他の検査結果との総合的な判断が必要である.

今後は,眼科医から検査部に,眼科の臨床サンプルにも症例に応じて違った条件での培養が必要であることや,いかなる微生物を想定しているか,これまでの臨床経過など,臨床の臨場感を直

接伝えるようにするべきである．決してサンプルだけを黙ってオーダーするのではなく，検査部技師との密な連携を図るようにすれば，培養検査を患者により還元でき，的確な感染症診療が提供できるようになるであろう．

　図2〜8は近畿大学眼科学教室 江口 洋先生のご厚意による．

文　献

1) Hayashi Y, Eguchi H, Toibana T, et al：Polymicrobial sclerakeratitis caused by *Scedosporium apiospermum* and *Aspergillus cibarius*. Cornea, **33**：875-877, 2014.
   Summary　2種類の真菌による角膜および強膜感染を生じた1例.

特集／Brush up 眼感染症―診断と治療の温故知新―
眼感染症―診断と治療の未来像―
PCR

鈴木　崇*

Key Words： PCR，real time PCR，角膜炎(keratitis)，ウイルス(virus)，細菌(bacteria)

Abstract： PCR の開発，普及により，特定の病原体遺伝子を高感度に検出することが可能になり，角膜や眼内液など少量の眼部サンプルから，ウイルスや培養が難しい細菌・真菌などを検出することが可能になった．特に，角膜ヘルペスや急性網膜壊死などのウイルス性疾患においては，診断には必要不可欠な手法になっている．さらに，病原体遺伝子を定量することができる real time PCR では，短期間に検出が可能であり，また，遺伝子量をモニタリングすることで感染症の病勢や治療判定にも有用である．PCR や real time PCR の使用により，眼感染症の診断に有効であるが，高感度なために，遺伝子のコンタミなどの疑陽性にも注意をしなければならない．さらに，日本では，眼感染症診断における PCR や real time PCR の使用は，一部先進医療に認められているも，保険診療では認められていない場合も多く，一部の施設でのみ使用されている．そのため，今後は，一般診療にも使用できるように普及が望まれる．

臨床導入のきっかけ(背景)

　眼感染症の治療を考えるうえで原因病原体を検出することは重要である．従来，塗抹標本鏡検検査や培養検査によって病原体を検出し，その結果を考慮して原因病原体を決定し診断していたが，角膜擦過物・眼内液など眼部から採取できる試料は量的にわずかであるため，病原体検出感度は決して高くない．そのため，眼感染症の確定診断が困難になる場合もある．また，真菌や細菌の中には，特殊な条件が必要で，培養に長期間要し，培養が難しい菌が含まれており，培養検査による検出自体が難しい場合もある．さらに，ウイルスにおいては，一般臨床において培養検査は時間と費用がかかるため，行われていない．アデノウイルスやヘルペスウイルスなどは免疫学的手法による検体内の抗原検出が，眼科における主な検出法であるが，感度に問題があることもあり，検出されないことも多い．そのため，眼感染症において，少ない試料から細菌，真菌，ウイルスなどあらゆる病原体を短時間かつ高感度に検出する方法が求められていた．

　一方，1993 年にノーベル賞を受賞した Kary Mullis が，標的 DNA を増幅する polymerase chain reaction(PCR)を開発し[1]，現在では，PCR は分子生物学において，不可欠な手法となっている．PCR の原理は，2 本鎖 DNA を，①1 本鎖 DNA へ変性，②プライマーと呼ばれるオリゴヌクレオチドと標的 DNA の結合，③プライマーからの DNA の伸長反応を繰り返すことで，特定の領域を短時間に増幅する(図 1)．PCR では，遺伝子増幅の有無について電気泳動を行い確認する(図 2)．細菌や真菌の遺伝子には，細菌すべてが共通で有する遺伝子領域(保存領域)と菌種によって異なる遺伝子領域(可変領域)が交互で存在する領域

---

* Takashi SUZUKI，〒143-8541　東京都大田区大森西 6-11-1　東邦大学医療センター大森病院眼疾患先端治療学寄附講座，准教授

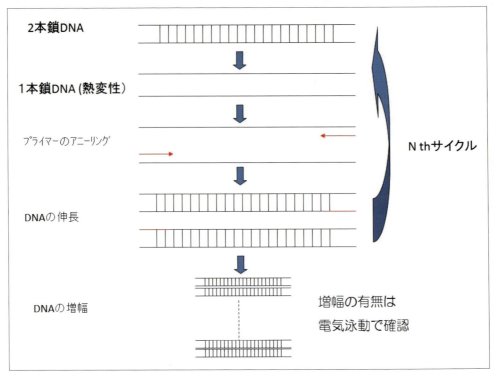

図 1. PCR の原理

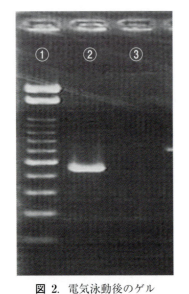

図 2. 電気泳動後のゲル
①マーカー
②陽性コントロール
③陰性コントロール
増幅した DNA の有無を目的の塩基数で認められるかを確認する.

がある. その遺伝子領域の代表的なものとして 16SrRNA 領域(細菌)(図 3)や 18SrRNA 領域(真菌)などがあり, この領域を用いて PCR を行うこ

とで細菌や真菌の DNA を検出する. 特に保存領域にプライマーを設計し, PCR を行うと, 数時間の反応で細菌を遺伝子レベルで検出できる(このことを broad-range PCR という). 一方, 可変領域に菌種ごとのプライマーを設計し, PCR を行うと, ある特定の菌種を検出することができる. Broad-range PCR のみでは, 菌種の同定は困難であるため, 同定するためには増幅遺伝子の塩基配列を調べる必要があり, 菌種特異的 PCR では目的とする菌種しか検出できないため, 一度に検出可能な菌種数は限られる. そのため, 各感染症疾患においてその特徴を踏まえて, broad-range PCR と菌種特異的 PCR を使い分ける必要がある. また, 1つのチューブにいくつかのプライマーセットを入れ, 1回の反応で, 複数の病原体遺伝子の増幅を試みる multiplex PCR も開発された. しかしながら, PCR は, 定性検出であり, DNA 量など定量的な解析は難しい.

一方, real time PCR は PCR の増幅量をリアルタイムでモニターし解析する方法であり, 電気泳動が不要で定量性に優れている. Real time PCR 法は蛍光色素を用いて行われ, 2種類の方法があ

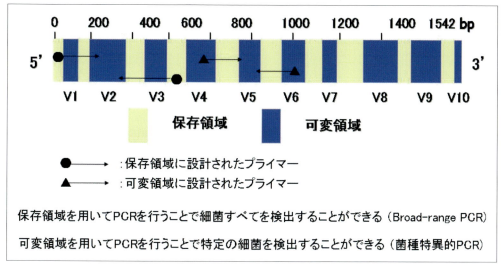

図 3. 細菌の 16SrRNA 領域

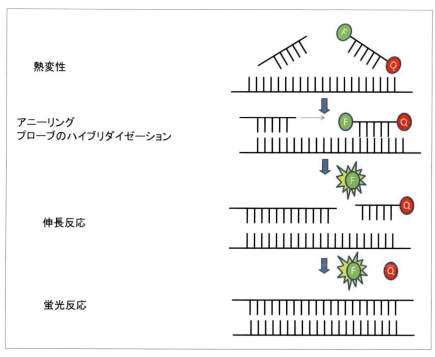

図 4. Real time PCR の原理
F：蛍光物質　Q：クエンチャー物質

る．2本鎖 DNA に特異的に挿入して蛍光を発する色素(SYBR green)を用いる方法と，増幅する DNA 配列に特異的なオリゴヌクレオチドに蛍光色素を結合させたプローブを用いる方法である．SYBR green を用いた方法ではすべての配列に対して同じ試薬を用いることができるが，非特異的な2本鎖 DNA も計測してしまう欠点がある．プローブを用いる方法は，特異的な配列をもつ蛍光プローブを作成する必要があるが，任意の配列を特異的に定量できる利点があり，こちらが選択される可能性が高い(図4)．DNA の増幅のスピードは元の鋳型の DNA 量を反映し，DNA 量が多いと早く増幅するため，その増幅スピードをもとに定量する(図5)．DNA の単位はコピー数/ml を用いる．コピー数はサンプル中に存在する目的遺伝子DNA の数であるが，厳密には1コピー＝1細菌細

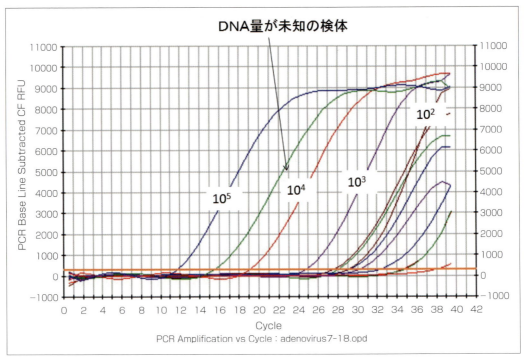

図 5. Real time PCR の解析の 1 例
遺伝子が存在する場合は蛍光強度が強くなる．DNA 量が多い場合は早いサイクルで増殖され，増殖サイクル数で遺伝子量を定量できる．

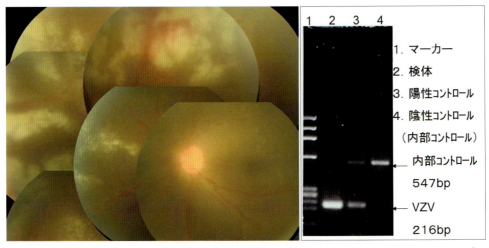

図 6. 急性網膜壊死の症例
a：網膜所見
b：前房水の PCR の結果（VZV-DNA 陽性）

胞，1 ウイルス粒子ではなく，あくまでも目安の単位である．Real time PCR は迅速性に優れており，1～2 時間で特定の遺伝子領域の増幅を確認できる．また，前述の multiplex PCR と real time PCR を用いることで，いくつかの病原体遺伝子を同時に且つ定量的に検出する試みも行われている[2]．

有用性

前述のように PCR は，短時間に病原体遺伝子の検出が可能であり，特にウイルス性疾患において，長年用いられてきた．図 6 の症例は，網膜所見より，急性網膜壊死が疑われるが，他の網膜炎も完全には否定できない．そこで，前房水から

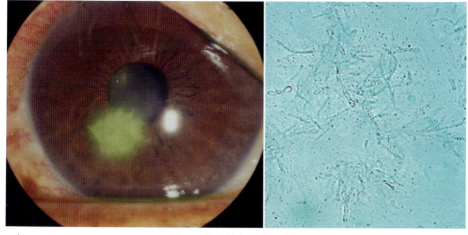

図 7. 真菌性角膜炎の症例
a：前眼部写真
b：角膜擦過物の KOH パーカーインク染色にて菌糸を認める．

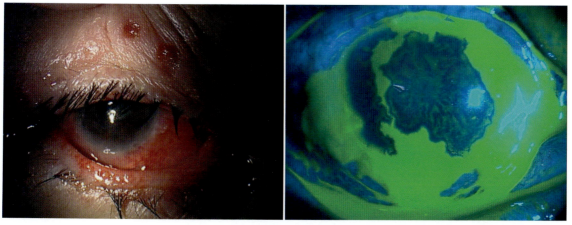

図 8. トリアムシノロン結膜下注射後の角膜ヘルペスの症例
a：前眼部写真
b：フルオレセイン染色

DNA を抽出した後に，ヘルペス属の DNA を PCR で検出したところ，帯状疱疹ウイルス(VZV)が検出され，急性網膜壊死と診断された．図 7 の症例は，病巣部角膜擦過物の塗抹検査では，菌糸を多く認めるも，培養検査では陰性であった．そこで，角膜擦過物より DNA を抽出し，真菌の broad-range PCR を行ったところ，陽性となり，増幅された DNA の塩基配列を確認したところ，*Malassezia restiricta* の遺伝子と判明し，抗真菌薬の投与で，角膜炎は消失した[3]．*Malassezia* 属は，脂質要求性の真菌であり，通常の培養検査では検出されない．このように，培養検査が困難なウイルスや細菌・真菌の検出に PCR は有効で，それらによる眼感染症の診断には必要不可欠である．また，菌種特異的 PCR に関しては，通常外眼部に常在菌として存在しない原因菌(淋菌やクラミジアなど)DNA の検出であれば診断に有用になる．

Real time PCR は，DNA の定量が可能であり，原因病原体の量的評価ができる．図 8 の症例は，片眼性の繰り返す強膜炎に対して，トリアムシノロンの結膜下注射を行ったところ，眼瞼の発疹とともに地図状病変が出現した．角膜擦過物を用いて，単純ヘルペスウイルス(HSV)の DNA を検出する real time PCR を行ったところ，10^9 copy/sample の DNA が検出され，ステロイドによって，HSV が活性化され，非常に多いウイルス量に

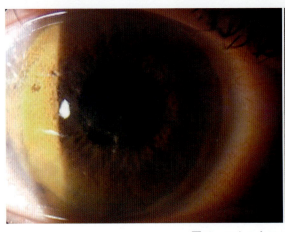 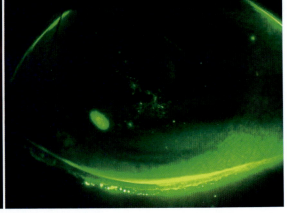

図 9. アカントアメーバ角膜炎の症例 a│b
　　a：前眼部写真
　　b：フルオレセイン染色

なったと推測される[4]．さらに，HSV による角膜炎に対して，real time PCR を行い，アシクロビルによる治療の前後でウイルス DNA 量を確認することで，ウイルス量に変化がない場合はアシクロビル耐性の HSV と推測可能である[5]．その場合は，アシクロビル耐性 HSV にも効果を示すトリフルロチミジン点眼を使用することで治療できる．図 9 の症例は，コンタクトレンズ装用者に認められた角膜炎で，多発する角膜上皮下浸潤を認める．臨床的にはアカントアメーバ角膜炎を疑ったが，角膜擦過物の塗抹標本検査ではアカントアメーバを検出できなかった．そこで，アカントアメーバの DNA を検出する real time PCR を行ったところ，$4×10^5$ copy/sample のアカントアメーバ DNA を検出した．アカントアメーバ角膜炎と診断し，治療を開始し，随時角膜擦過を行い，そのたびに DNA 定量を行ったところ，治療期間とともに徐々に DNA 量は減少し，約 1 か月後に DNA は検出されなくなった．このように，アカントアメーバ角膜炎に関して，DNA を定量することで治療効果を確認することが可能である[6]．Real time PCR は，短時間に病原体 DNA を検出するのみでなく，DNA 量を定量することでさまざまな情報を与えてくれ，診断や治療効果にも有用である．

限　界

PCR や real time PCR は，感度が良好であり，いろいろな情報を与える一方，より考察が必要になる症例がある．図 10 の症例は，草による外傷後，しばらくして発症した角膜炎で，抗菌薬点眼には反応しなかった．角膜擦過物に対して，細菌・真菌の broad-range PCR とヘルペスウイルスの real time PCR を行ったところ，真菌 DNA 陽性，HSV DNA 陽性(HSV-1 $5.6×10^4$ copy/sample)であった．真菌と HSV の重複感染も考えたが，臨床所見が合わないことや，抗真菌薬投与では全く効果がなかったことから，HSV による角膜実質炎と診断し，アシクロビル眼軟膏とステロイド点眼を行ったところ，角膜炎は消失した．真菌や細菌の場合，サンプル採取時や DNA 抽出時に，それらの DNA が汚染することがある．そのため，陽性となっても，病態とは関係ない場合も経験している．また，PCR は少しの油断で DNA が汚染され，間違った検査結果を提供してしまう恐れもあり，やはり，臨床所見と照らし合わせながら確認する操作が必要となる．元来，無菌である眼内の場合は，検出されたものが，感染症の病原体である可能性は高いが，角膜炎や結膜炎の場合は，常在細菌・真菌が存在するため，より慎重な解釈が必要である．

また，PCR や real time PCR では，複数の細菌や真菌が存在した場合に，菌種の同定が困難になる場合があり，さらに，薬剤感受性もわからないため，治療薬の選択には，経験的見地が必要となる．さらに，これらの検査の最大の問題点として，

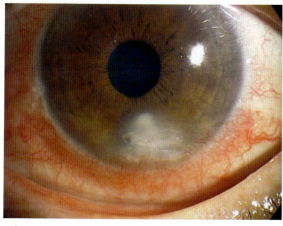
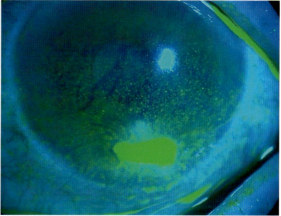

a|b　　　図 10. 外傷後に周辺部に発症したヘルペス角膜実質炎の 1 例
　　　　　　a：前眼部写真
　　　　　　b：フルオレセイン染色

一部の医療機関では先進医療として認められているものの保険適用となっていないものが多く，現状では，開業医などでは施行することが難しいことが多く，大学病院などで研究の一環として行われている．そのため，現在のところ一般化されていない．

今後の展望

各種遺伝子検査は，各研究機関・検査会社への外注によって可能であるが，保険適用外のため，幅広く普及していないのが現状である．迅速な感染症診断に貢献するためには，保険適用化した後に，今後の病院検査室での実用化が期待される．さらに，薬剤耐性や病原因子なども検出できるような，網羅的な PCR の構築が必要である．

文　献

1) Saiki R, Gelfand D, Stoffel S, et al：Primer-directed enzymatic amplification of DNA with a thermostable DNA polymerase. Science, **239**：487-491, 1988.
2) Nakano S, Sugita S, Tomaru Y, et al：Establishment of Multiplex Solid-Phase Strip PCR Test for Detection of 24 Ocular Infectious Disease Pathogens. Invest Ophthalmol Vis Sci, **58**：1553-1559, 2017.
3) Suzuki T, Hori N, Miyake T, et al：Keratitis caused by a rare fungus, Malassezia restricta. Jpn J Ophthalmol, **51**：292-294, 2007.
　Summary　培養に特殊な培地が必要である Malassezia 属による角膜炎を PCR によって検出し，診断した．
4) Inoue H, Suzuki T, Joko T, et al：A case of herpetic keratitis after subconjunctival triamcinolone acetonide injection. Case Rep Ophthalmol, **5**：277-280, 2014.
5) Inoue T, Kawashima R, Suzuki T, et al：Real-time polymerase chain reaction for diagnosing acyclovir-resistant herpetic keratitis based on changes in viral DNA copy number before and after treatment. Arch Ophthalmol, **130**：1462-1464, 2012.
　Summary　アシクロビル眼軟膏の使用前後に角膜ヘルペスの角膜擦過物のウイルス DNA 量を real time PCR で定量し，DNA 量に変化がない場合はアシクロビル耐性ヘルペスと診断可能である．
6) Ikeda Y, Miyazaki D, Yakura K, et al：Assessment of real-time polymerase chain reaction detection of Acanthamoeba and prognosis determinants of Acanthamoeba keratitis. Ophthalmology, **119**：1111-1119, 2012.
　Summary　アカントアメーバ角膜炎の角膜擦過物中のアカントアメーバ遺伝子量を real time PCR によってモニタリングすることで，治療判定に有効であった．

特集/Brush up 眼感染症―診断と治療の温故知新―

眼感染症―診断と治療の未来像―
メタゲノムの臨床応用

江口 洋*

Key Words: メタゲノム(metagenome),次世代シークエンス(next-generation sequence),マイクロバイオーム(microbiome),PCR(polymerase chain reaction),涙囊炎(dacryocystitis),結膜囊拭い液(conjunctival sac sample)

Abstract: メタゲノム解析は,サンプル内の細菌ゲノム DNA を網羅的に解析するため,その構成を把握することができる.臨床サンプルに応用することで,種々の臓器における常在細菌叢を把握でき,常在菌叢の撹乱と各疾患との関連についての新たな知見が得られる.サンプル採取や処理の過程における汚染の結果も鋭敏に反映するため,メタゲノム解析結果の解釈には注意が必要だが,疾患によっては補助診断として有用である.今後,眼感染症の臨床サンプルに広く導入されることで,新たな知見が得られる可能性が高い.

はじめに

遺伝子を表す単語である gene に,全体や総体を表す接尾語である ome が合わさり,遺伝子全体を表す genome(ゲノム)という単語になる.メタゲノムとは,ゲノムに高次や超越を意味する meta(メタ)が合わさった造語であり,メタゲノム解析とは,微生物群集から抽出した DNA 集合体の塩基配列を網羅的に解析する方法をいう.培養に依存せず,サンプル内に存在する微生物群集から直接回収したゲノム DNA の塩基配列を一気に解読することで,サンプル内の菌叢を把握することができる.

地球上には動物種よりもはるかに多くの,かつ人類の総重量よりもはるかに重い重量の細菌が存在すると考えられており,我々は多量の細菌と共存しているはずである.しかし,そのような身近なはずの細菌の真の世界を理解するうえで大きな障害となっていることは,分類学的に多様な細菌の 90%以上は実験室では分離培養できていないということである[1)~3)].メタゲノム解析では,そのような難培養菌や培養不可能菌,あるいは未同定ゆえ種名が決まっていないような菌の存在を把握することができる.土壌など多種多様な細菌による環境の細菌叢(マイクロバイオーム)の解析に広く応用されており,人体においても,10^{12}個以上の細菌が複雑なマイクロバイオームを形成しているといわれている腸内フローラの詳細が,次世代シークエンサーを用いたメタゲノム解析によって判明した.昨今は,腸内フローラと人の健康維持との関連について注目されるようになり[4)],今やメタゲノム解析による皮膚[5)],口腔内[6)],気道[7)]など,種々の臓器におけるマイクロバイオームについての報告および各々の臓器における種々の疾患と,それら菌叢撹乱との関連が指摘されはじめている.

眼科領域での臨床導入

眼感染症において,純然たる単一細菌感染症は,我々が思っているほど多くないと推察され

---

* Hiroshi EGUCHI,〒589-8511 大阪狭山市大野東377-2 近畿大学眼科,准教授

る．何らかの眼材料の培養で1種類の細菌が分離され，臨床的にはその細菌による眼感染症と診断された症例において，筆者らが培養に供した眼材料を塗抹検鏡したところ複数種類の細菌や真菌が検出され，複合感染と思われた事例は少なくない（他稿「培養の重要性と限界」や「レアケースから学ぶ」も参照されたい）．

涙嚢炎症例での涙嚢分泌物の培養では，1種類の細菌しか報告がない症例もあるが，嫌気性菌や微好気性菌が起炎菌となっていることが多く[8]，培養でそれらを検出できていない可能性がある．メタゲノム解析では，サンプル内細菌の構成比を知るだけでなく，そのような細菌の存在を把握することができる．近年我が国では，眼感染症網羅的polymerase chain reaction(PCR)ストリップが臨床導入されており，その臨床的有用性についての報告がなされている．それらのストリップは，臨床的に重要と考えられる幾つかの微生物を標的にしており，その微生物はこれまでのさまざまな報告をもとに選別されている．しかし，これまでの報告のほとんどが培養法によって起炎菌を特定しているため，標的とする微生物を選別している時点で，バイアスがかかっているともいえる．メタゲノム解析は，そのようなバイアスが一切かからない点で，眼感染症網羅的PCRストリップでも検出できない起炎菌の存在を把握できる利点がある．

有用性（実例紹介）

筆者らが実際にメタゲノム解析を利用し，培養法や網羅的PCRストリップでは判断できない知見を得られた事案を紹介する．

1．急性涙嚢炎の1例
a）概　要

涙嚢分泌物の培養において*Streptococcus*属1株だけが起炎菌として報告された急性涙嚢炎症例で，培養に提出した涙嚢分泌物と同じサンプルを，次世代シークエンス技術を用いたメタゲノム解析に供した．その結果，最優位菌は*Rhodano-*

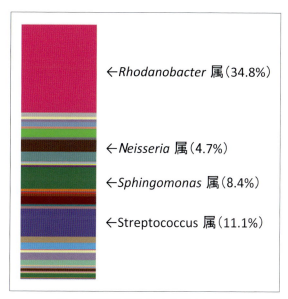

図1．涙嚢分泌物のメタゲノム解析
急性涙嚢炎症例で*Rhodanobacter*属が最優位であった．

*bacter*属であり，培養で分離された*Streptococcus*属は*Rhodanobacter*属に次ぐ第2の優位菌であることが判明した（図1）．

b）メタゲノム解析結果の解釈

涙道疾患から採取される眼材料の培養で，*Streptococcus*属が高頻度に分離されることは古くから知られていた．同時に*Streptococcus*属はさまざまな病原因子を持つため，上気道，鼻咽頭，口腔内などの領域でのさまざまな感染症やアレルギー疾患との関連も知られていた．そのような疫学情報は重要な学術的な知見の蓄積であり，それに基づいて臨床サンプルの培養は実施されている．よって，急性涙嚢炎の涙嚢分泌物の培養で*Streptococcus*属が分離されれば，通常は起炎菌が特定できたと判断される．

一方，*Rhodanobacter*属については，2019年現在知りうる限り人の眼感染症の報告はなく，他臓器の感染症は軍事訓練生における蜂巣炎や皮膚感染の1編[9]しかない．鉱山廃水など，何らかの特徴を持つ土壌のような自然環境に存在するグラム陰性桿菌であり，おそらくは細菌検査部の技師も人感染症の起炎菌としては認識していない．よって，仮に臨床サンプルから分離されたとしても，臨床現場で使用されている菌種同定機器では未同

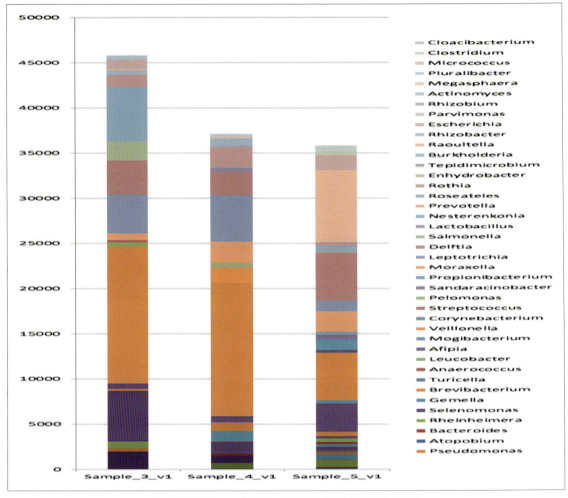

図 2. 眼表面のメタゲノム解析（文献 10 を改変し引用）
3症例とも *Pseudomonas* 属や口腔常在菌である *Veillonella* 属が多いという従来の培養法ではわからなかった結果が得られている．

定のグラム陰性桿菌ゆえ類縁の別の菌として報告される可能性が高い．詳細な微生物学的特徴はまだわからないものの，難培養菌の一種である可能性もある．本症例の涙囊分泌物に最優位菌種として確実に存在した *Rhodanobacter* 属は，サンプル汚染か涙囊炎の起炎菌かのどちらでしかない．土壌に多く存在すると報告されていること，土壌汚染の頻度の高い状況において人感染の報告がわずかだが存在すること，近年その新種が次々と報告されるなど詳細な情報はまだ知られていないこと，および涙囊分泌物は院内で採取されていることを総合的に判断すると，*Rhodanobacter* 属が起炎菌の急性涙囊炎であった可能性が高い．

2．周術期の結膜囊ぬぐい液

a）概　要

点眼薬を使用していない，白内障手術前患者の眼表面ぬぐい液の菌叢解析を実施した[10]．すると，従来の培養法で高頻度に分離されると報告されている *Staphylococcus epidermidis*（表皮ブドウ球菌），*Propionibacterium acnes*，*Corynebacterium* 属も確かに高率に検出されているが，それ以上に高率であったのが，*Pseudomonas* 属や口腔常在菌の嫌気性菌である，*Veillonella* 属や *Prevotella* 属であった（図 2）．

b）メタゲノム解析結果の解釈

眼表面は外部環境に曝露されているため，常に環境菌の汚染を受けているはずである．水系の環

境に多く存在している *Pseudomonas* 属が多く検出されたのは，サンプル採取時，またはその後の処理過程での外部環境からの汚染を反映している可能性も否定はできない．しかし，従来の培養法で高率に分離されていた菌も比較的高率に検出されており，メタゲノム解析結果は信頼できるものであろう．湿っている眼表面は，常に環境由来の *Pseudomonas* 属による汚染の結果，高頻度に *Pseudomonas* 属が常在している可能性もある．そのような中，口腔内常在細菌で，口腔内感染症の原因菌とされている嫌気性菌の *Veillonella* 属や *Prevotella* 属が比較的高頻度に検出されていることは注目に値する．眼科領域のサンプルで厳密な嫌気培養が実施される機会は少ないと推察され，従来の培養法での眼表面常在菌に関する報告で *Veillonella* 属や *Prevotella* 属がほとんど記載されていなかったのは，培養で偽陰性となっていただけの可能性がある．あるいは，今回対象となった症例の眼表面が，口腔内常在細菌の影響を受けやすい，何らかの特徴を持ち合わせていたのかもしれない．

限 界

検査の過程でPCRを利用する以上，常にサンプル汚染が結果に大きく影響する危険性がつきまとう．特に結膜嚢ぬぐい液，角膜擦過物，眼脂などの眼表面サンプルは，消化管など他臓器の膿瘍と比較すると細菌数が桁違いに少ないうえに，眼表面自体が常に環境や常在細菌による汚染を受けているため，サンプル採取時あるいは処理時の human error なのか，眼表面が常に受けている汚染を表しているのかの判断は難しい．臨床導入されている眼感染症網羅的 PCR ストリップのように，特定の微生物を標的としている検査に，眼表面サンプルではなく眼内液や閉鎖腔の膿瘍サンプルを供した場合，陽性の結果で確定診断となる．しかし，培養不可能菌や未分類の細菌も含め，真の網羅的ゲノム DNA 検索を実施しているメタゲノム解析の場合，その解析結果だけで確定診断を下してはならない．必ず，サンプルを採取した症例の臨床所見，経過，その他の検査結果も合わせて総合的に判断しなければならない．

また，正常眼表面マイクロバイオームのように，菌数が極端に少ないサンプルの場合，human error でのサンプル汚染を極力結果に反映させないように，サンプル内のゲノム増幅を行う手法があるが，種や試薬によって増幅効率が違うため，得られた結果が真のマイクロバイオームを表さない可能性もある．涙嚢分泌物などのように多量の細菌を含んでいるサンプル以外は，眼科臨床サンプルの多くはメタゲノム解析を実施するのに不利な場合が多い．

今後の展望

眼科臨床サンプルのメタゲノム解析は，前項のごとく限界があるものの，これまでの培養法に依存した結果では到底把握できなかった新知見が多く発見される可能性がある．眼感染症網羅的 PCR ストリップで把握できない細菌も検出できるため，広く臨床導入されて良い検査でもある．眼科臨床サンプルのマイクロバイオームをメタゲノム解析によって把握し，その構成比の変化と，臨床所見や経過との関係を精査すれば，マイクロバイオームの撹乱と疾患との関連を推察でき，臨床的意義は大きい．今後は，どの細菌由来かはわからなくとも，マイクロバイオームの持つ遺伝子群が判明し，とある感染症の病原因子の発見につながる可能性もある．

文 献

1) Hugenholtz P, Goebel BM, Pace NR：Impact of culture-independent studies on the emerging phylogenetic view of bacterial diversity. J Bacteriol, **180**：4765-4774, 1998.

2) Amann RI, Ludwig W, Schleifer KH：Phylogenetic identification and in situ detection of individual microbial cells without cultivation. Microbiol Rev, **59**：143-169, 1995.
   Summary 地球上の細菌の 99％以上は培養不可

能菌あるいは難培養菌である.

3) Zhang Y, Lun CY, Tsui SK：Metagenomics：A new way to illustrate the crosstalk between Infectious diseases and host microbiome. Int J Mol Sci, **16**：26263-26279, 2015.

4) Qin J, Li R, Raes J, et al：A human gut microbial gene catalogue established by metagenomic sequencing. Nature, **464**：59-65, 2010.
   Summary 腸内細菌が人の健康や幸せにどのような影響を与えるかを理解するためには,メタゲノムによる腸内細菌叢の遺伝学的な評価が必要である.

5) Mathieu A, Delmont TO, Vogel TM, et al：Life on human surfaces：Skin metagenomics. PLoS One, 2013, 12；8(6)：e65288.

6) Zaura E, Keijser BJ, Huse SM, et al：Defining the healthy "core microbiome" of oral microbial communities. BMC Microbiol, 2009, 15；9：259. doi：10.1186/1471-2180-9-259.

7) Zhang Q, Cox M, Liang Z, et al：Airway microbiota in severe asthma and relationship to asthma severity and phenotypes. PLoS One, 2016, 11, e0152724.

8) 岩田明子,江口 洋：涙道の炎症. MB OCULI, **35**：26-29, 2016.

9) Johnson RC, Ellis MW, Schlett CD, et al：Bacterial etiology and risk factors associated with cellulitis and purulent skin abscesses in military trainees. PLoS One, 2016, 25；11(10)：e0165491. doi：10.1371/journal.pone.0165491. eCollection 2016.

10) Eguchi H, Hotta F, Kuwahara T, et al：Diagnostic approach to ocular infections using various techniques from conventional culture to next-generation sequencing analysis. Cornea, **36**：S46-S52, 2017.

特集/Brush up 眼感染症―診断と治療の温故知新―

眼感染症 topics

周術期の抗菌薬はいつやめるべきか

子島良平*

Key Words : 眼内炎(endophthalmitis), 抗菌薬予防的投与(antibiotic prophylaxis), 周術期減菌化(perioperative disinfection), フルオロキノロン(fluoroquinolone), 薬剤耐性(antibiotic resistance)

Abstract : 内眼手術後の感染性眼内炎の発症は稀であるが, 視機能に重篤な影響を及ぼす可能性のある合併症である. このため現在, 眼内炎予防のために抗菌薬を用いた周術期減菌化療法が広く行われている. 抗菌点眼薬の使用される期間は, 国内では術前は3日間が主流となっている. 一方, 術後の期間については国内では1か月以上が多く, 米国の1週以内に比べると長期に及んでいる. 抗菌薬の使用期間が長期に及んだ場合には耐性化が問題となるが, 術後の抗菌点眼薬の使用期間の長短が結膜嚢常在菌叢に与える影響についての検討はされていない. そこで術後の抗菌点眼薬の使用期間の異なる2群(1週群・1か月群)を設け検討したところ, 1か月群では耐性化を誘導するリスクが高いという結果が得られた. 抗菌薬の適正使用が求められる現状を踏まえると, 今後, 眼科領域での周術期の抗菌点眼薬の使用期間の短縮が必要と考えられる.

はじめに

現在, 我が国では白内障手術をはじめとしたさまざまな内眼手術が行われている. 内眼手術における合併症の中で最も重篤なものとして, 術後の感染性眼内炎が挙げられる(図1). 我が国における白内障術後の感染性眼内炎の発症頻度は, 2018年の報告では約0.02%とされておりその発症頻度は高くはないが[1], 視機能に重篤な障害を残す可能性がある術後合併症である.

術後眼内炎の発症メカニズムについては未だ完全には解明されていないものの, 眼内炎の起因菌と外眼部の常在菌叢が遺伝子レベルで一致しているとの報告があり[2], 結膜嚢や眼瞼の常在菌が術後眼内炎の発症に関与していることは想像に難くない. このため, 眼内炎の発症予防目的で抗菌点

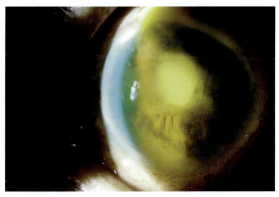

図 1. 白内障術後の感染性眼内炎
術中に採取した硝子体液より黄色ブドウ球菌が検出された.

眼薬を用いた結膜嚢の周術期減菌化療法が広く行われている. 抗菌点眼薬を用いた周術期結膜嚢減菌化の評価について, 眼内炎予防のメタ解析ではその評価は高くはないが[3], 抗菌点眼薬を使用することで結膜嚢からの菌検出率が低下することが

* Ryohei NEJIMA, 〒885-0051 都城市蔵原町6-3 宮田眼科病院, 外来医長

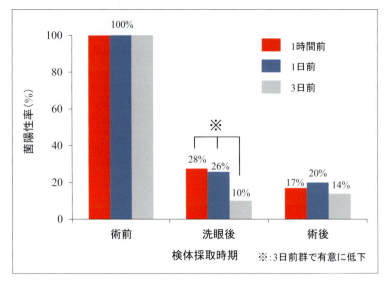

図 2.
術前の抗菌点眼薬の投与期間が異なる 3 群における菌陽性率
菌陽性率は術 3 日前からの投与群で有意に低い.
(文献 4 より許可を得て改変)

報告されている[4]. しかしながら, 近年では, 周術期の抗菌点眼薬の使用で結膜嚢常在菌叢において耐性菌の占める割合が増加するとも報告されており[5], 今後, 耐性化を誘導しないような抗菌点眼薬の使用方法が求められるようになっている.

本稿では, 周術期の抗菌薬の使用および結膜嚢常在菌叢の耐性化, そして抗菌薬を中止するタイミングをテーマに考えてみたい.

周術期の結膜嚢減菌化療法

周術期の結膜嚢減菌化療法のタイミングは, 術前・術中・術後の 3 つの時期に分けることができる.

術前の減菌化療法には, 抗菌点眼薬の予防的投与および術直前に行われる皮膚や眼表面のヨード製剤による消毒がある. 術前の抗菌点眼薬の投与は国によりさまざまで, 国内や米国では広く行われているが, 欧州においては推奨されていない国もある. 国内における使用薬剤はフルオロキノロン系抗菌点眼薬が多く[6], また点眼開始時期は, 現在では術 3 日前からの投与を行う施設が増加している[7]. その理由として 2008 年に報告された眼感染症学会主導の術前減菌化法についての多施設臨床研究が影響していると考えられる[4]. この検討では, 術前の抗菌点眼薬の投与期間が異なる 3 群を設け, その減菌化効果を検討していた結果, 術 3 日前からの投与が最も減菌化効果が高かったとされている(図 2).

術中の減菌化療法としては, 抗菌薬の前房内投与およびヨード製剤の点眼が挙げられる. 抗菌薬の前房内投与の効果については, European Society of Cataract and Refractive Surgeons が大規模臨床研究を行っている. この研究では, 術終了時に第 2 世代のセフェム系抗菌薬であるセフロキシムを投与した群で, 投与しなかった群に比べ眼内炎の発症率が有意に低いという結果となった[8]. その有効性から, 現在では欧州や米国で抗菌薬の前房内投与が広く普及している. またヨード製剤の術中点眼についてもその有効性が報告されており[9], 今後は行う術者が増加していく可能性がある.

術後の投与期間はさまざまで, American Society of Cataract and Refractive Surgery の調査では 72% が 1 週間以内と回答している[10]. しかし, 日本の医療機関における抗菌点眼薬の投与期間は, 2 週間以内がわずか 6% にすぎず, 2 週間〜1 か月が 30%, 1 か月以上が 64% であり[7], 我が国と米国の間では術後の抗菌点眼薬の使用状況に大きな違いがある(図 3). しかしながら, 術後の抗菌点眼薬の適切な使用期間についてはこれまでに報告がなく, 国内では多くの術者が 1 か月からそれ以上, 抗菌点眼薬を使用しているのが現状である.

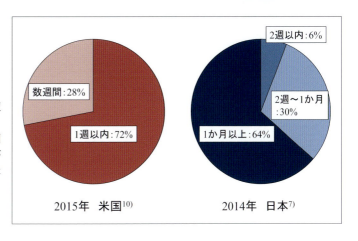

図 3.
米国と日本の白内障術後の抗菌点眼薬の使用期間
米国では1週以内が72%であるのに対し,国内では2週間～1か月が30%,1か月以上が64%であり術後抗菌点眼薬の使用期間は米国に比べ長い.
(文献7,10より作図)

周術期の抗菌点眼薬の使用と結膜嚢常在菌の耐性化

抗菌薬の投与期間が長期に及んだ場合,菌の耐性化が問題となる.Miyanagaらは,0.5%レボフロキサシン点眼薬の術前1週,術後2週の計3週間の周術期予防的投与で,点眼後に表皮ブドウ球菌(Staphylococcus epidermidis:以下,S. epidermidis)のキノロン耐性決定領域での変異箇所が多い高度耐性株が結膜嚢において増加したと報告し,その理由を菌交替現象によるものではないかと考察している[5].また,Yinらは加齢黄斑変性症への抗VEGF(vascular endothelial growth factor)抗体の硝子体注射の症例に対し繰り返し0.5%モキシフロキサシン点眼薬を投与すると,結膜嚢からの検出菌の最小発育阻止濃度(minimum inhibitory concentration:MIC)が点眼前に比べ点眼後に上昇したと報告し[11],抗菌点眼薬の周術期予防的投与により,高度耐性株が出現する可能性を指摘している.

周術期抗菌点眼薬の使用期間の長短が結膜嚢菌叢に及ぼす影響

このように,抗菌点眼薬の長期または繰り返しの投与による高度耐性株の出現が問題となっている.しかしながら,これまでには周術期の抗菌点眼薬の投与期間の長短が,正常の結膜嚢常在菌叢およびその薬剤感受性にどのような影響を与えるかについての検討は行われていない.このような背景を踏まえ,白内障手術患者を対象に抗菌点眼薬の使用期間の異なる周術期減菌化療法を行い,これが結膜嚢常在菌叢に与える影響について検討を行った[12].

対象は,2015年1～3月までに宮田眼科病院で白内障手術を行った104例104眼とした.患者を無作為に,1.5%レボフロキサシン(levofloxacin:LVFX)点眼薬を1日3回,術3日前～術1週後まで(1週群),または術3日前～術1か月後まで(1か月群)点眼する2群に分け検討を行った.点眼前,点眼終了時,点眼終了後1,3,6か月目に結膜嚢擦過物の培養検査を行い,点眼前後でのグラム陽性球菌の検出率および検出されたS. epidermidisのLVFXに対するMICおよび薬剤感受性を検討した.

グラム陽性球菌の検出株率は,点眼前は1週群で77.4%,1か月群で70.0%,点眼終了時ではそれぞれ22.6%,18.0%となり点眼前に比べ有意に減少し,術後1週間の点眼でも良好な減菌化効果が得られていた(図4).S. epidermidisのLVFXに対するMICは,点眼前が1週群で0.93 μg/ml,1か月群では0.58 μg/mlであったが,点眼終了時は1週群で5.62 μg/ml,1か月群では13.94 μg/mlとなり,点眼前に比べ有意に上昇した.点眼終了後3か月目のMICは1週群で1.59 μg/ml,1か月群で4.29 μg/mlであり,1週群に比べ1か月群で有意に高かった(図5).同様に,S. epidermidisに対するLVFXの感受性率も,いずれの群においても術前から終了時にかけて有意に低下した.また,群間の比較では術後1週目および終了時において,1週群に比べ1か月群が有意に低かった(図

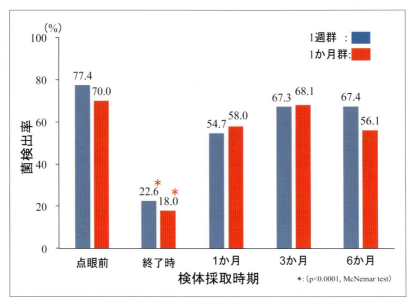

図 4. グラム陽性球菌の菌検出率
点眼終了時のグラム陽性球菌の検出率は，1週群，1か月群ともに点眼前に比べ有意に低下し，群間に差はなかった．

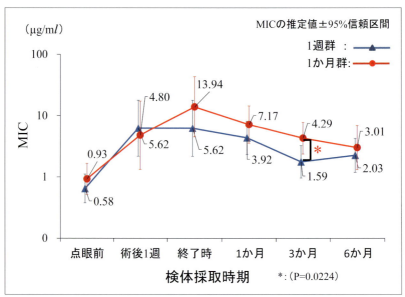

図 5. *S. epidermidis* の LVFX に対する MIC の推移（文献 12 より許可を得て転載）
1週群，1か月群ともに，点眼前に比べ点眼後に有意に上昇した．点眼終了後3か月目の MIC は 1 週群に比べ 1 か月群で有意に高かった（P＝0.0224：解析方法：混合効果モデルによる推定）．

6)．これらの結果から 1.5%LVFX の術後 1 か月間の使用は 1 週間の使用に比べ，耐性株の出現を誘導する可能性が高いことが示唆された．
　この study の結果を踏まえ，宮田眼科病院では白内障周術期の抗菌薬の使用法を変更した（表1)．抗菌点眼薬の術前投与は 3 日前と，従来と変わらないが，術後の抗菌点眼薬の使用期間を 1 週間とし，また，抗菌薬の内服も中止とした．変更後，約 5,000 件の白内障手術を行っているが，現時点では大きなトラブルは発生していない．

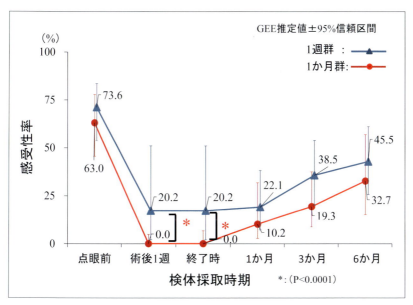

図 6. *S. epidermidis* の LVFX に対する感受性の推移（文献 12 より許可を得て転載）

いずれの群においても術前から終了時にかけて有意に低下した．点眼終了時の感受性率は，1 週群に比べ 1 か月群で有意に低かった（P＜0.0001：解析方法：logistic モデル GEE 推定量による各時点の感受性率の推定）．

表 1. 宮田眼科病院での周術期使用薬剤の現状

	変更前	現在
術前点眼薬	フルオロキノロン 3 日間	フルオロキノロン 3 日間
術後点眼薬	フルオロキノロン 1 か月	フルオロキノロン 1 週間
術後全身薬	第 3 世代セフェム 3 日間	なし
ステロイド点眼薬	リン酸ベタメタゾン 0.1% 2 週間	リン酸ベタメタゾン 0.1% 2 週間
NSAID 点眼薬	ブロムフェナク 0.1% 2 か月	ブロムフェナク 0.1% 2 か月

2017 年 4 月より抗菌薬の点眼および内服の投与期間を変更または中止した．

抗菌薬の適正使用についての現状
―抗菌薬はいつやめるべきか―

近年，抗菌薬の過剰な使用およびこれに伴う耐性菌の出現が大きな問題となっている．世界保健機構は 2012 年に「The evolving threat of antimicrobial resistance」と題したレポートで，抗菌薬の不適切・不必要な使用が耐性菌を生み出すと勧告し[13]，また，2015 年には薬剤耐性に対するアクションプランとして，抗菌薬使用の最適化，研究・サーベイランスなど 5 つの目標を採択した[14]．

これを受け我が国では，2016 年に厚生労働省から抗菌薬の適正使用について「薬剤耐性（AMR）対策アクションプラン」という指針が発表された[15]．この指針では，抗菌薬の使用量を 2020 年までに国内全体で 33% 低下させるという目標が盛り込まれており，今後は抗菌薬の厳格な適正使用が求められることが予想される．

抗菌薬の使用法について考えると，治療的投与そして予防的投与の 2 つの面がある．感染性角膜炎や結膜炎，眼内炎などといった治療的投与については，使用量を減少させることは難しいと考え

られる．一方，これまで述べてきた周術期をはじめとした予防的投与については短縮もしくは中止できる可能性がある．

それでは，周術期の抗菌薬はどのタイミングで中止すればよいのか．短すぎると眼内炎が怖い，しかし長期の使用は耐性菌を誘導するリスクが存在する．眼科医はこの二律背反ともいえる命題にどのように答えればいいのか．その答えとなるエビデンスは未だ構築されていないが，2016年に発表された術後抗菌薬の使用方法についてのガイドラインが1つの指標となり得ると考えられる．

術後の予防的抗菌薬の使用方法について，日本化学療法学会および日本外科感染症学会は2016年に「術後感染予防抗菌薬適正使用のための実践ガイドライン」を発表している[16]．このガイドラインでは，抗菌薬の予防的投与について術前は1～2時間前から行うことが推奨されている．また，術後については，通常では48時間，最長でも72時間の使用を推奨しており，72時間を超える予防的抗菌薬の投与は，耐性菌による術後感染リスクが高まる可能性があると指摘している．国内における眼科周術期の抗菌点眼薬の使用状況をみると，2016年の報告では[7]白内障術後の平均点眼期間は1.4か月とされている．以前と比較し，投与期間は短縮傾向にあるものの，他科に比し非常に長期に及んでおり，耐性菌の出現を防ぐという観点からは投与期間の短縮は急務であるといえる．しかし，眼科は感覚器である眼組織を扱うことから，他科と全く同じ術後感染予防ガイドラインを，エビデンスなしに採用することは安全性の面で心許ない．今後，眼科周術期の臨床研究で得られたエビデンスに基づく周術期抗菌点眼薬の使用方法について，コンセンサスを形成していく必要がある．

Take-home message

以上，周術期の減菌化療法と結膜嚢常在菌の耐性化について概説した．国内における周術期抗菌点眼薬の使用期間は短縮傾向にあるが，欧米などに比べると依然として長期に及んでいる．抗菌薬の適正使用が世界的に求められている現在，国内における周術期抗菌点眼薬の使用期間についての議論を深める必要があると考えられる．

文　献

1) Inoue T, Uno T, Usui N, et al：Incidence of endophthalmitis and the perioperative practices of cataract surgery in Japan：Japanese Prospective Multicenter Study for Postoperative Endophthalmitis after Cataract Surgery. Jpn J Ophthalmol, **62**：24-30, 2018.

2) Speaker MG, Milch FA, Shah MK, et al：Role of external bacterial flora in the pathogenesis of acute postoperative endophthalmitis. Ophthalmology, **98**：639-649, 1991.

3) Ciulla TA, Starr MB, Masket S：Bacterial endophthalmitis prophylaxis for cataract surgery：an evidence-based update. Ophthalmology, **109**：13-24, 2002.
  Summary 眼内炎予防についてのメタアナリシス解析を行った報告．さまざまな手技について検討されている．

4) Inoue Y, Usui M, Ohashi Y, et al：Preoperative disinfection of the conjunctival sac with antibiotics and iodine compounds：a prospective randomized multicenter study. Jpn J Ophthalmol, **52**：151-161, 2008.

5) Miyanaga M, Nejima R, Miyai T, et al：Changes in drug susceptibility and the quinolone-resistance determining region of Staphylococcus epidermidis after administration of fluoroquinolones. J Cataract Refract Surg, **35**：1970-1978, 2009.

6) Matsuura K, Mori T, Miyamoto T, et al：Survey of Japanese ophthalmic surgeons regarding perioperative disinfection and antibiotic prophylaxis in cataract surgery. Clin Ophthalmol, **8**：2013-2018, 2014.

7) 佐藤正樹，林　研，根岸一乃ほか：2014・2015年度JSCRS会員アンケート．IOL & RS, **30**：385-401, 2016.
  Summary 日本白内障屈折矯正手術学会が行っている会員アンケート．現在の白内障手術の潮流がまとめられている．

8) Endophthalmitis Study Group：European Soci-

ety of Cataract & Refractive Surgeons. Prophylaxis of postoperative endophthalmitis following cataract surgery：results of the ESCRS multicenter study and identification of risk factors. J Cataract Refract Surg, **33**：978-988, 2007.

9) Shimada H, Arai S, Nakashizuka H, et al：Reduction of anterior chamber contamination rate after cataract surgery by intraoperative surface irrigation with 0.25% povidone-iodine. Am J Ophthalmol, **151**：11-17, 2011.

10) Chang DF, Braga-Mele R, Henderson BA, et al：Antibiotic prophylaxis of postoperative endophthalmitis after cataract surgery：results of the 2014 ASCRS member survey. J Cataract Refract Surg, **41**：1300-1305, 2015.

11) Yin VT, Weisbrod DJ, Eng KT, et al：Antibiotic resistance of ocular surface flora with repeated use of a topical antibiotic after intravitreal injection. JAMA Ophthalmol, **131**：456-461, 2013.

12) Nejima R, Shimizu K, Ono T, et al：Effect of the administration period of perioperative topical levofloxacin on normal conjunctival bacterial flora. J Cataract Refract Surg, **43**：42-48, 2017.

13) The Evolving Threat of Antimicrobial Resistance-Options. http://apps.who.int/iris/bitstream/10665/44812/1/9789241503181_eng.pdf

14) WHO：Global Action Plan on Antimicrobial Resistance.(2015)www.who.int/antimicrobial-resistance/en/

15) 厚生労働省：薬剤耐性(AMR)対策について. http://www.mhlw.go.jp/stf/seisakunitsuite/bunya/0000120172.html
Summary 世界的に問題となっている耐性菌に対する我が国の方針がまとめられている. 抗微生物薬の適正使用について知るためにも一読したい.

16) 日本化学療法学会：術後感染予防抗菌薬適正使用のための実践ガイドライン. http://www.chemotherapy.or.jp/guideline/jyutsugo_shiyou_jissen.pdf

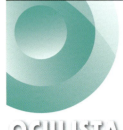

特集／Brush up 眼感染症―診断と治療の温故知新―

眼感染症 topics
術後眼内炎の最新事情

井上智之*

Key Words : 白内障手術(cataract surgery),術後眼内炎(endophthalmitis),発症率(incidence),感染(infection),周術期情報(perioperative information)

Abstract : 近年の本邦における白内障手術後の術後眼内炎の正確な情報の把握を目的として,白内障手術の術後眼内炎に対する前向き多施設共同研究が行われた.参加総施設数は日本全国から 205 施設,総エントリー数が白内障術後 63,244 症例であった.その中から特定の眼内レンズで TASS 様の非感染性眼内炎に関与が考えられる眼内レンズの使用 10,261 例を除いた 52,983 症例を対象にした調査から,眼内炎発症は 13 例で,本邦における白内障術後眼内炎発症率は 0.0245% と結論づけた.さらに,患者背景・手術手技情報・周術期感染予防などを含む近年における本邦の白内障手術周術期の実態および発症した眼内炎症例の情報から,眼内炎症例の実際が明らかになった.これらの眼内炎に関するトータルな情報は,今後の白内障手術の質や安全性に役立つために極めて重要である.

　白内障手術は現代の眼科臨床において,最も行われている眼科手術であるが,その最大の合併症は,術後眼内炎である.その臨床経過は潜伏期を経て菌量が増殖して,水性バリアを破壊してフィブリン滲出や好中球浸潤を引き起こす.続いて後眼部への感染に至り,前房炎症やマクロファージやリンパ球の硝子体腔への浸潤による免疫反応が生じ,高度な炎症によりサイトカインや白血球によって網膜障害や網膜硝子体増殖が起こる.術後眼内炎の感染源は,患者自身の眼表面常在細菌叢,眼瞼の状態,術器具などの汚染,術合併症,術創の創傷治癒遅延などが報告されているが,本邦において白内障周術期の詳細な情報は明らかでない.我が国における白内障術後眼内炎の発症率は,レトロスペクティブなアンケート調査の結果に基づいて,約 0.05% とされていた[1].近年,欧米諸国において術後眼内炎に関する大規模な疫学調査が積極的に行われている中[2)3)],我が国においても術後眼内炎の正確な発症率を把握することは,きわめて重要と考えられ,今回,前向き調査による本症の検討を行うため,本邦白内障手術実態の解明および眼内炎発症の発症率や発症後眼内炎の臨床像・治療内容の調査を目的として,日本眼科学会を後援とし,日本眼感染症学会および日本白内障屈折矯正手術学会主導の調査として,白内障手術の術後眼内炎に対する前向き多施設共同研究が行われ,最近になり本邦における白内障手術の術後眼内炎に対する前向き多施設共同研究の結果が原著論文に掲載された[4].本稿では,その結果を中心に本邦白内障術後眼内炎の最新事情について概説する.

　最終集計にて,本研究総エントリー数が白内障術後 63,244 症例,参加総施設数は日本全国から 205 施設,施設内訳は 51 大学病院,62 病院,92 クリニックであった.眼内炎発症数は,上記総エ

---

* Tomoyuki INOUE,〒550-0024　大阪市西区境川 1-1-39　多根記念眼科病院,部長

表 1. 白内障手術の術後眼内炎に対する前向き多施設共同研究における眼内炎発症率

	症例数	眼内炎数	発症率
研究総参加数	63,244	25	0.0395
HOYA IOL 関連 TASS 群	10,261	12	0.1169
HOYA IOL 関連 TASS 群を除いた症例	52,983	13	0.0245

ントリー数において，術8週までの眼内炎発症は25例で，発症率は0.0395%であった．しかし，本研究結果の眼内レンズ(IOL)種類の内訳に関して，眼内炎あり群および眼内炎なし群にて，多重ロジスティック解析を施行すると，HOYA社製のIOLが眼内炎あり群において有意に多く含まれていることが示された．感染性眼内炎の鑑別診断として，toxic anterior segment syndrome(TASS)という無菌性の眼内炎があり，非感染性物質が前房内に入り，眼内組織に毒性障害を呈するものである．TASSは，視力低下，前房蓄膿，フィブリンといった急性細菌性眼内炎と類似の所見を呈するので鑑別に注意が必要である．TASSの鑑別的特徴は，術後12〜24時間の早い発症，角膜全体の浮腫，虹彩損傷，線維柱帯メッシュワーク損傷による高眼圧，硝子体炎が存在しないなどがある．TASSの治療は，炎症を抑制するためのステロイド治療である[5]．本研究において，その有意に眼内炎報告が含まれていたHOYA社製の該当IOLは，その眼内炎誘発の事実から既に自主回収がなされた事実があり，HOYA眼内炎調査委員会による該当IOLによる眼内炎発症の後ろ向き調査によるHOYAシングルピースIOL挿入後の眼内炎症として報告，その内容は，2012〜13年，HOYA IOL挿入患者における眼内炎症が多発し，その報告を受けてHOYA社が2013年2月に該当IOLを自主回収したものである．原因は該当製品製造過程において，アルミニウムがIOLに付着する可能性から，TASS様の非感染性眼内炎の病態に関与すると報告された[6]．本該当IOLによるTASS発症の平均日数は，術後38.4日であり，遅発性発症のTASSを呈していた．本研究エントリー症例にも，上記該当IOLの使用に関わる群が10,261例含まれており，全25例の眼内炎症例のうち12例(48%)に及んでいた．また，本研究における

HOYA該当IOL使用群の眼内炎発症率は，0.1169%であった．これらの背景から，本調査の本来の目的である本邦における正しい感染性眼内炎発症率を把握するため，上記HOYA社製眼内炎関連レンズ群使用症例(10,261例)を削除した52,983症例を対象に調査したところ，眼内炎発症は13例で，本邦における白内障術後眼内炎発症率は0.0245%と結論づけた(表1)．この前向き多施設研究によって示された眼内炎発症率0.0245%は，以前に本邦にて行ったアンケート調査による発症率0.05%よりも低いことが明らかになった．諸外国の白内障術後眼内炎発症率の報告では，イランにて0.023%，スウェーデンにて0.029%および0.048%，中国にて0.06%，UKにて0.09%，カナダにて0.14%および0.15%，さまざまなデータの体系的レビューにての0.128%などがある[7〜14]．もちろん，これらの報告結果の差は，眼内炎の診断の差，前向きや後ろ向きの調査方法の差，予防抗菌薬使用の差，消毒方法の差，手術方法の差，人種の差，社会経済の差などによるため，一概には比較できないが，本結果で示された日本の白内障術後眼内炎発症率0.0245%は非常に低い結果で，日本の白内障手術は世界水準で非常にクリーンであるといえる．

次に，白内障手術周術期情報として，眼内炎発症を評価した群52,983症例において，患者背景，手術手技情報，周術期感染予防などの代表的なパラメーターの結果を示す(表2〜5)．患者背景として，手術時年齢73.2±9.6歳，性別は男性41.5%，女性58.5%であった(表2)．手術手技情報として，水晶体処理術式に関しては，PEA 99.6%，ECCE 0.5%，ICCE 0.1%の内訳であった．IOL移植は100%であった．IOL材質は，アクリル92.3%，PMMA 5.3%，シリコン1.2%であった．IOL形状は，シングルピース49.8%，スリーピース

表 2. 患者背景

手術時年齢(年)	73.2±9.6
性別	
男性	41.5%
女性	58.5%
左右	
右眼	50.3%
左眼	49.7%
眼科手術既往	1.6%
糖尿病既往	17.5%

表 3. 手術方法

術式		
PEA		99.6%
ECCE		0.5%
ICCE		0.1%
IOL 移植		100.0%
IOL 材質		
アクリル		92.3%
PMMA		5.3%
シリコン		1.2%
IOL インジェクター使用		92.8%
創口		
創口形式		
強角膜切開		58.7%
角膜切開		27.5%
経結膜強角膜切開		13.1%
創口位置		
耳側		28.1%
上耳側		17.4%
上側		46.4%

表 4. 術中合併症

術中合併症	2.2%
囊破損	1.4%
チン氏帯断裂	0.5%
虹彩嵌頓	0.7%
デスメ膜剝離	0.1%
硝子体脱出	0.5%
核・皮質落下	0.1%
IOL 破損	0.1%

表 5. 周術期感染予防

術前抗菌薬点眼	76.5%
術中抗菌薬点滴	50.0%
術中抗菌薬点眼	92.5%
術中消毒薬点眼	83.3%
術直後抗菌薬前房内注射	11.8%
術後抗菌薬点眼・軟膏	98.0%
術後抗菌薬点滴	13.9%
術後抗菌薬内服	86.3%

39.3%であった．IOL インジェクター使用は92.8%，プリセット IOL 使用は 10.9%であった．切開創に関して，切開位置は上側 46.4%，耳側28.1%，上耳側 17.4%であった．切開様式は強角膜 58.7%，角膜 27.5%，経結膜 13.1%であった(表3)．術中合併症ありは 2.2%，破囊 1.4%，核・皮質落下 0.1%であった(表4)．周術期の感染予防に関しては，術前抗菌薬点眼を使用した症例は 76.5%，術中抗菌薬点滴使用は 50.0%，術中抗菌薬点眼使用は 92.5%であった．術終了直後の抗菌薬使用に関しては，前房内投与 11.8%，点眼49.8%，眼軟膏 79.4%であった．術後の抗菌薬投与法は，点眼や軟膏による局所投与は 98.0%，点滴投与は 13.9%，内服投与は 86.3%であった(表5)．

欧米諸国では，European Society of Cataract and Refractive Surgeons(ESCRS)study において

術中の前房内セフメノキシム投与が高頻度であるのに対して[3]，本研究においては，前房内セフメノキシム投与は 10.4%と非常に低かった．ESCRS study においては，前房内セフメノキシム投与が，眼内炎発症の抑制に非常に効果的であると強調されているが，本研究において前房内セフメノキシム投与率の少なさにも関わらず，非常に低い白内障術後眼内炎発症率 0.0245%を示したことから，日本において前房内セフメノキシム投与は必ずしも必要でないことを示している．白内障手術における他の方法が，この眼内炎低症率を維持していると考えられる．前房内セフメノキシムは高価であることと，調整時の濃度過剰による過投与による副作用が問題であることが報告されているので，日本では眼内炎抑制により良い方法を取り入れているといえるだろう．

白内障手術の創口の作成方法と眼内炎発症に関して，過去に，1992～2003 年に角膜切開では眼内炎発症が 0.189%，強角膜切開では 0.074%で，角膜切開法は眼内炎発症のリスク因子であると報告された[14]．前向き研究である ESCRS study では同様に，角膜切開は強角膜トンネル切開に対して5.88 fold で有意であった．一方，2006 年のレビューでは，角膜切開はリスクにならないとの報告をしている[15]．また，スウェーデンの 2002～04

年までの報告では，角膜切開はリスクになる傾向があるのみと結論づけ[7]．さらに最近の報告では，角膜切開はリスク因子でないと報告している[9]．本研究結果においても，術創口の作成方法に，眼内炎発症に影響する方法は認められなかった．

また，使用IOLの素材の種類について，1994～2000年のスウェーデンの研究では，シリコン製レンズはPMMA製レンズに比較して眼内炎発症が高いことが報告されている[16]．本研究ではシリコン製IOLがアクリル製に対して3.13 foldであった．術合併症の有無に関して，過去のスウェーデンの報告では硝子体との連絡が3.65 fold，また他に囊損傷と硝子体脱出は14～17 foldであり[9]，ESCRS研究では4.95 foldであった[3]．本研究において，IOL素材で眼内炎発症に有意な因子は認めなかった．

以上のように，今回の解析では，上述の抗菌薬の予防投与方法，術創口の作成方法，IOLの素材，術合併症など，過去に眼内炎発症に関与があると報告されていた因子群を含むすべてのパラメーターにおいて，白内障術後眼内炎の発症への関与に有意差は認められなかった．本邦白内障手術における技術や術環境の確立がこれらのリスクの不関与に貢献したのかもしれない．これらの多岐にわたる患者背景，手術方法，感染予防方法などを含む本邦白内障手術周術期データは，今後の眼内炎リスクを減少させうるガイドラインの作成に貢献する重要なものである．

さらに，本研究にて報告された眼内炎13症例についての詳細情報が明らかになった（表6，図1～4）．手術時合併症ありが1例（破囊および前房内硝子体脱出）であった．使用IOLもシリコンレンズ素材2例を含むさまざまな種類であった．術

表 6. 眼内炎13症例の特徴

患者背景
手術時年齢　77.6±8.0歳，男性2例　女性11例 眼手術既往あり　0例，糖尿病あり　2例
白内障手術
PEA　12例，PEAからECCEコンバート　1例 手術時合併症　1例（破囊，前房内硝子体脱出）
術後～発症までの薬剤使用状況
全例通常プロトコールどおり

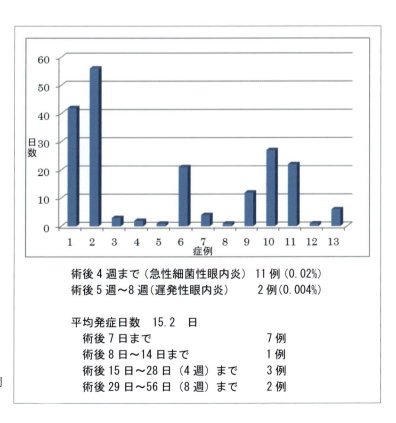

図1．
白内障手術から眼内炎発症までの期間

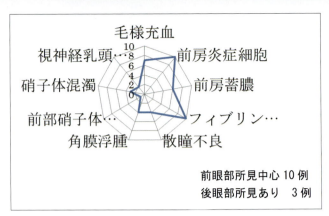

図 2. 発症時臨床所見

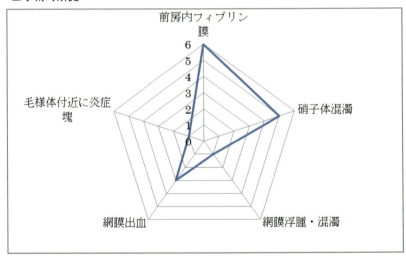

図 3. 治療経過

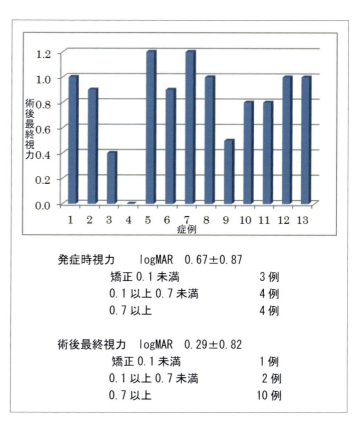

図 4.
発症時視力と最終視力

後～発症までの薬剤使用状況は，全例において通常プロトコールを遵守していた(表6)．手術から眼内炎発症までの平均発症日数は15.2日であった．術後4週までの発症(急性細菌性眼内炎)は11例(0.02%)，術後5～8週(遅発性眼内炎)2例(0.004%)であった(図1)．発症時臨床所見については，前房内炎症細胞10例，フィブリン析出10例，毛様充血7例，前房蓄膿6例，角膜浮腫4例，散瞳不良4例，前部硝子体炎症細胞1例，硝子体混濁3例，視神経乳頭透見不可能2例であった．これら前眼部所見中心の症例が10例，後眼部所見あり症例は3例であった(図2)．発症時視力は矯正0.1未満3例，0.1以上0.7未満4例，0.7以上4例であり，3例を除いては過去の報告に比較して，診断時視力低下はマイルドであった．治療経過について，診断当日の治療は抗菌薬点眼使用6例，ステロイド点眼7例，非ステロイド抗炎症薬点眼6例，抗菌薬内服3例，抗菌薬点滴3例，抗菌薬結膜下注射3例・抗菌薬硝子体注射6例であった．7例は薬物治療のみであった．外科的治療を受けたのは6例，その手術内容は前房洗浄4例，硝子体手術5例，IOL抜去2例であった(図3)．治療後最終視力は矯正0.1未満1例，0.1以上0.7未満2例，0.7以上10例であった(図4)．

過去の研究での眼内炎の原因となりうる共通の病原体のほとんどは，コアグラーゼ陰性ブドウ球菌や黄色ブドウ球菌などのグラム陽性細菌であるが，本研究において症例硝子体検体より培養同定されたのは1例のみで，腸球菌が検出された．また，本研究において，眼内炎発症時および最終時の視力低下は，過去の報告における重症の視力低下に比較してマイルドであったことから，本研究での感染性眼内炎13症例は，従来から報告されている重症な急性細菌性眼内炎だけではなく，感染性TASSやブドウ膜炎のリバウンドなどが含まれていた可能性がある．基本的には，前房洗浄や硝子体手術は，日本における感染性眼内炎に対する主たる治療選択肢である．本研究に参加した医師は，白内障術後の眼内炎症に遭遇したら，眼内炎を疑い外科手術を早期に施行したのかもしれない．ひいては，本研究で指摘された感染性眼内炎13症例に，非感染性眼内炎が含まれているのなら，0.0245%よりさらに低い発症率の可能性もありうるだろう．逆に，本研究結果は術後8週まで

の観察におけるものであることから，その期間より後期発症の眼内炎を見逃して，発症率を低く見積もっているかもしれない．これらは今後の研究の課題である．

このように，本邦における白内障術後眼内炎前向き多施設調査から，近年における本邦の白内障手術周術期の実態，白内障術後眼内炎発症率および眼内炎症例の具体情報が明らかになり，現在の本邦白内障手術後眼内炎症例の臨床状況の実際が示されたといえる．より詳細には，本編を参照されたい．本研究における眼内炎発症率0.0245%は世界水準で非常に低い眼内炎発症率であることは特筆に値する．これらの眼内炎に関するトータルな情報の周知は，今後の白内障手術の質や安全性に寄与するのは明白なため，非常に重要である．

文　献

1）Oshika T, Hatano H, Kuwayama Y, et al：Incidence of endophthalmitis after cataract surgery in Japan. Acta Ophthalmol Scand, **85**：848-851, 2007.

2）Endophthalmitis Vitrectomy Study Group：Results of the Endophthalmitis Vitrectomy Study. A randomized trial of immediate vitrectomy and of intravenous antibiotics for the treatment of postoperative bacterial endophthalmitis. Arch Ophthalmol, **113**：1479-1496, 1995.

3）Barry P, Cordoves L, Gardner S：ESCRS Guidelines for Prevention and Treatment of Endophthalmitis Following Cataract Surgery：Data, dilemmas and conclusions 2013. www.escrs.org/endophthalmitis/guidelines/ENGLISH.pdf
　　Summary　ESCRSによる白内障術後眼内炎に対するガイドライン．

4）Inoue T, Uno T, Usui N, et al：Incidence of Endophthalmitis and the Perioperative Practices of Cataract Surgery in Japan：Japanese Prospective Multicenter Study for Postoperative Endophthalmitis after Cataract Surgery. Jpn J Ophthal, **62**：24-30, 2018.
　　Summary　本研究の結果を示した原著論文．

5）Holland SP, Morck DW, Lee TL：Update on toxic anterior segment syndrome. Curr Opin Ophthalmol, **18**：4-8, 2007.

6）Suzuki T, Ohashi Y, Oshika T, et al：Outbreak of late-onset toxic anterior segment syndrome after implantation of 1-piece intraocular lenses. Am J Ophthalmol, **159**：934-939, 2015.
　　Summary　本邦IOLによる遅発性TASSに関する原著論文．

7）Lundström M, Wejde G, Stenevi U, et al：Endophthalmitis after cataract surgery：a nationwide prospective study evaluating incidence in relation to incision type and location. Ophthalmology, **114**：866-870, 2007.

8）Jabbarvand M, Hashemian H, Khodaparast M, et al：Endophthalmitis Occurring after Cataract Surgery：Outcomes of More Than 480 000 Cataract Surgeries, Epidemiologic Features, and Risk Factors. Ophthalmology, **123**：295-301, 2016.

9）Friling E, Lundström M, Stenevi U, et al：Six-year incidence of endophthalmitis after cataract surgery：Swedish national study. J Cataract Refract Surg, **39**：15-21, 2013.

10）Sheng Y, Sun W, Gu Y, et al：Endophthalmitis after cataract surgery in China, 1995-2009. J Cataract Refract Surg, **37**：1715-1722, 2011.

11）Mollan SP, Gao A, Lockwood A, et al：Postcataract endophthalmitis：incidence and microbial isolates in a United Kingdom region from 1996 through 2004. J Cataract Refract Surg, **33**：265-268, 2007.

12）Hatch WV, Cernat G, Wong D, et al：Risk factors for acute endophthalmitis after cataract surgery：a population-based study. Ophthalmology, **116**：425-430, 2009.

13）Freeman EE, Roy-Gagnon MH, Fortin E, et al：Rate of endophthalmitis after cataract surgery in Quebec, Canada, 1996-2005. Arch Ophthalmol, **128**：230-234, 2010.

14）Taban M, Behrens A, Newcomb RL, et al：Acute endophthalmitis following cataract surgery：a systematic review of the literature. Arch Ophthalmol, **123**：613-620, 2005.

15）Lundstrom M：Endophthalmitis and incision construction. Curr Opin Ophthalmol, **17**：68-71, 2010.

16）Wejde G, Samolov B, Seregard S, et al：Risk factors for endophthalmitis following cataract surgery：a retrospective case-control study. J Hosp Infect, **61**：251-256, 2005.

特集／Brush up 眼感染症―診断と治療の温故知新―

眼感染症 topics
レアケースから学ぶ

上野　覚*

Key Words: 薬剤耐性（antimicrobial resistance：AMR），眼感染症（eye infection），ディエスカレーション（de-escalation），角膜炎（keratitis）

Abstract: 症例報告は，その分野にとっての貴重な学術的財産であり，希少な症例報告に基づいた，既知の学術的常識の再認識・再検証が，新たな研究のきっかけとなる可能性がある．感染症分野において，これまで報告されていない微生物による症例が隠れている可能性があり，そのような症例を厳密に特定することで，より良い診断・治療法が見つかるかもしれない．近年の眼感染症分野のレアケースについて，各症例報告の概要，報告から学ぶこと，および新たな研究に向けての展望を，実例を示し検討，解説する．

症例報告の目的

医学雑誌においては，引用回数をもとに計算されたインパクトファクターを意識する編集部が総説や原著論文を重視し，その反面，症例報告を掲載しない，あるいはかつて掲載していたが，掲載を取りやめるものが増えている．しかし，多くの疾患の病態解明は，先人の深い知見と鋭い先見の明によって，希少症例を見逃すことなく症例報告として発表することから始まっている．症例報告の論文は比較的短編となり読者にとって読みやすいだけでなく，著者にとっても記載しやすく，これから論文作成を積極的にしたいと思う若手研究者にとっては発表しやすいものである．希少な症例報告に基づいた既知の学術的常識の再認識・再検証が，新たな研究のきっかけとなり，それが原著論文の研究の端緒となる．その研究によって，確立していた疾患概念の修正や，新たな疾患概念の提唱がなされる．何より，症例報告は診療に直結する内容ゆえ，開業医を含めたすべての臨床医にとって興味を惹く有用なものとなり得る．レアケースの症例報告は，臨床の全分野の発展に寄与していると言っても過言ではない．

感染症分野においては，臨床現場では起炎微生物の厳密な特定がなされずに empiric therapy で治療され，結果的に治癒したという症例が少なくない．その中には，これまで報告されていない微生物による症例が隠れている可能性が大いにある．そのような症例を厳密に特定することで，より良い診断・治療法が見つかるかもしれない．感染症系の医学雑誌は，症例報告を採用するものが比較的多いため，起炎微生物を厳密に同定し，その微生物学的特徴と臨床経過とを合わせてレアケースの症例報告をすれば，誰でも感染症分野の発展に寄与できる．

実際のレアケースレポート

近年の眼感染症分野のレアケースについて，各症例報告の概要，報告から学ぶこと，および新たな研究に向けての展望を記述する．

* Satoru UENO, 〒589-8511　大阪狭山市大野東377-2　近畿大学眼科

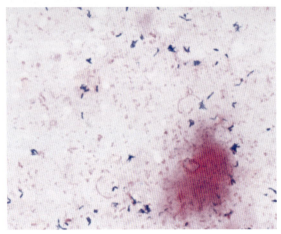

図 1. バックル上の沈着物(×1000)
グラム染色で複数種類の細菌が無数に存在している.

1. バックル感染の1例[1]
a）概　要

13年前の網膜剝離手術時に強膜内に挿入されたシリコン製バックル材料における,環境菌の感染症についての報告である.バックル表面の沈着物を塗抹検鏡すると,複数種の細菌が無数に存在した(図1).培養では*Alcaligenes*属という水系環境菌のみが分離されたが,その株は16S rDNAクローンライブラリー解析で*Achromobacter*属であったことを論点として報告している.考案では,72.7％の*Achromobacter*属の臨床分離株は多剤耐性であるものの,すべての*Alcaligenes*属はイミペネム,ゲンタマイシンおよびシプロフロキサシンに感受性があるという過去の報告を引用し,厳密な種同定を行う臨床的意義について解説している.

b）本症例報告から学ぶこと

人工素材に関連した眼感染症では,眼表面に常在していない環境菌が起炎菌となることは従来から報告されており,バックル感染自体も臨床的にはさほど珍しくない.しかし,本症例報告では,培養では厳密な同定ができなかった*Achromobacter*属が起炎菌となっていることを,分子生物学的手法で特定したことに新規性がある.環境菌の代表であり従来から報告が多数ある緑膿菌のみならず,*Achromobacter*属も眼感染症の起炎菌となることを,初めてメタゲノム解析を用いて報告しており,分子生物学的手法が培養の欠点を補うことで厳密な起炎菌の特定が可能であることを示している.バックル感染症から分離された起炎株の薬剤感受性の詳細を述べていることも,臨床的に有意義である.

c）研究に向けての展望

眼感染症サンプルの培養で分離された微生物を収集し,その分子生物学的に精査することで,起炎菌のより厳密な特定が可能となり,従来見逃されていた微生物による感染症を発見できるようになる.あるいは,別の微生物による感染症を見極めることができるようになる.本論文は,塗抹検鏡で複数の微生物の存在が明らかな臨床サンプルは,培養のみでの起炎菌特定に限界があることを示唆している.その結果は,広域スペクトルの薬剤による empiric therapy から,スペクトルを狭めた的確な薬剤選択をする（ディエスカレーションする）際の重要な情報となり,長期的にみれば耐性菌対策にも貢献する.今後バックル感染症を経験した際,単純にバックル材料の除去と広域スペクトルの抗菌薬の投与をして臨床的に治療するのではなく,培養や培養を補うようなメタゲノム解析によって,思いもよらぬ環境菌感染症の存在が判明する可能性がある.同様の趣旨の臨床研究を遂行するには,莫大な費用と長い時間および複数の施設の協力が必要であり現実的ではない.症例報告ゆえの論旨である.

2. 真菌性強角膜炎[2]
a）概　要

78歳女性の角膜と強膜に,それぞれ別の真菌が同時に感染していた強角膜炎の1例を報告している.論点として,*Aspergillus cibarius*による初めてのヒト感染症の報告であること,その培養に7週間要したこと,および複数の真菌が同時に眼に感染していると治療効果が得られにくいことを述べている.

b）本症例報告から学ぶこと

眼感染症を引き起こす真菌には,分離できるようになるまでに通常の培養検査で2か月弱も時間を要するものがあることや,これまでヒト感染症

として報告のない株が眼感染症を引き起こすことがある．同時に，分離された2種の起炎株の薬剤感受性の情報を含むため，同じ抗真菌薬に対する感受性の違う2種の株が同時に感染した場合，治療経過が良くない可能性がある．角膜真菌症に強膜炎を併発した場合，同じ株が同時に感染していると考えがちだが，本症例のような場合があると認知でき，臨床に還元できる．実際に角膜や強膜擦過物を塗布した培地に形成された巨大コロニーや，スライドカルチャーの像も提示されており，真菌の厳密な種同定は分子生物学的手法だけでなく，古典的だがいまだ分離株の巨大コロニー像やスライドカルチャーによる形態分類も重要であることを教えてくれる．同時に，分離真菌の厳密な種同定には，真菌研究者との連携が重要であることも示している．このような症例を複数例集めた臨床研究を遂行することは現実的には不可能であり，症例報告ならではである．

c）研究に向けての展望

真菌の厳密な種同定において，分離株の巨大コロニー像やスライドカルチャーによる古典的な形態分類の重要性を再認識できる．ひいては，形態分類後に分子生物学的手法での検証まで実施することによって，これまで報告のない種による眼感染症が発見される可能性につながる．すなわち，さらなるレアケースの発見およびそれによる後世へつながる学術的財産となる．

3．弱毒菌による角膜炎[3]

a）概 要

74歳女性および49歳男性で発症した角膜移植後縫合糸感染症の2例について，バイオフィルム形成によって発症した *Corynebacterium macginleyi* 角膜炎について報告している．移植後の眼表面免疫抑制状態で起こりうる，弱毒菌感染症の臨床像を的確に提示している．

b）本症例報告から学ぶこと

Corynebacterium 属は，哺乳類の皮膚粘膜には高頻度に常在しており，眼表面においても常在菌叢の構成菌の1つである．古くから，眼科領域で分離されてもサンプル汚染を意味すると判断され，病原菌として認識されることはなかった．眼材料の培養で分離されても報告されないこともあったが，本症例報告では，緻密な分離作業と分離株の分子生物学的手法を用いた厳密な種同定および電子顕微鏡での検証によって，角膜移植後など眼表面において局所的な免疫抑制状態の症例では *Corynebacterium* 属が起炎菌になりうることや，キノロン薬の頻用がそれを助長することを証明している．臨床現場では，詳細な検証がなされずに経験的な判断による抗菌点眼薬投与で治癒せしめていたかもしれない弱毒菌の角膜炎があることを認識させられる．

c）研究に向けての展望

Corynebacterium 属を眼感染症の起炎菌として認識しなければならないことが多くの臨床医に認識されたことで，我が国では，その後の眼材料から分離される *Corynebacterium* 属の薬剤感受性を調べる臨床研究に発展した．その結果，他の先進国ではさほどではない *Corynebacterium* 属のキノロン耐性率が我が国では高いことが判明し，多くの眼科医への啓発につながった．さらに，人眼表面から新種の *Corynebacterium* 属が発見され，*C. oculi* と命名された[4]．

4．細菌と真菌の混合感染[5]

a）概 要

ハンセン病の療養所に在住していた74歳女性が，2種の真菌と1種の細菌の，合計3種類の微生物による混合角膜感染症を発症した．初診時の角膜擦過物の塗抹検鏡で真菌を検出したため抗真菌薬で加療したところ，所見はいったん改善傾向を示したが，その後再燃した．再燃時に再度角膜擦過物の塗抹検鏡をしたところ，わずかな真菌に加え，多量のグラム陽性球菌が検出され（図2），角膜内での複数の微生物感染症の経過中に優位な起炎菌が変化していることを把握でき，その判断をもとに治療方針を変更しうまく消炎させることができている．初診時の塗抹検鏡像では，ごく微量のグラム陽性球菌が写っており，筆者らはそれ

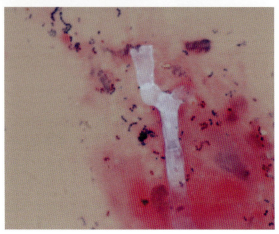

図 2. 角膜擦過物（×1000）
グラム染色と Fungiflora Y 染色の二重染色で，わずかな真菌と多数のグラム陽性球菌が検出された．

を眼表面の汚染菌と判断したが，実際には起炎菌であった．同時に，真菌の種同定において，先にも示したように古典的な形態分類と分子生物学的分類を実施することで，これまで報告のない真菌によるレアケースを発見している．具体的には，植物病原真菌として農学分野での報告はあったが，人での感染症の報告がなかった Stemphylium 属を角膜から分離した初めての報告となっている．

b）本症例報告から学ぶこと

塗抹検鏡の重要性を改めて認識させられる報告である．真菌性角膜炎や角膜ヘルペスと確定診断がついた場合にも，多くの場合で予防投与と称して抗菌点眼薬が処方される．通常，その際の薬剤選択には明確な根拠を求められないため，広域スペクトルで角膜透過性の良いキノロンが選択されるが，選択には根拠を求める姿勢が重要であることを示している．そのことは，近年世界的に叫ばれる antimicrobial resistance（AMR）問題における，抗菌薬適正使用の考え方にも通じる．

前述したが，塗抹検鏡や真菌の形態分類などの古典的な診断のみならず，分子生物学的診断を用いた厳密な種同定を試みると，これまで人への感染の報告がない真菌が角膜から分離され，後世への学術的財産となる症例報告につながる．同時に，その結果は目の前の患者へ直接還元できる．

c）研究に向けての展望

真菌や原虫など，分離に手間暇を要する，ある いはそれが臨床現場で困難な微生物感染症の場合，とかく分子生物学的手法（例えば polymerase chain reaction など）だけで診断しがちであり，研究面においても，塗抹検鏡可能な臨床サンプルであるにもかかわらず分子生物学的手法のみで実施しようとする傾向がある．そのような研究の検証時に，塗抹検鏡も併用する考え方が重要である．

Take home message

症例報告は，その分野にとっての貴重な学術的財産であり，学術的にも臨床的にも大きなインパクトを持つ．そのインパクトは，いわゆる雑誌のインパクトファクターでは計れない．現在，すでに疾患概念が確立されているものの中には，発表当時レアケースと思われていた症例報告から前向き研究に発展し，今や世界的コンセンサスが得られているものもある．症例報告の論文化は，もっと推奨されるべきである．

レアケースは，専門病院の医師のみならず，一般眼科診療所で勤務する医師も含め，誰もが日々の臨床で遭遇する可能性がある．あるいはすでに遭遇しているかもしれない．科学的な根拠に乏しくとも，「今まで見てきた症例と何かが違う」という臨床的な"勘"でそれを見抜くことができる．その後，専門病院や各分野の専門家との連携で症例報告につなげるかどうか，ひいてはその分野の学問的発展に寄与できるかどうかは，目の前の患者への直接的医療貢献のみならず，報告を介した間接的医療貢献をするかどうかであろう．論文発表そのものは，専門病院の若手医師へ委ねることも一案であり，多くの一般眼科診療所の医師にも，数多くの common disease と思われる疾患の中にレアケースが隠れているかもしれないという認識を持ちつつ，日々の臨床に勤しみ，レアケースを見抜いて報告してもらいたい．

文　献

1) Hotta F, Eguchi H, Naito T, et al：*Achromobacter* buckle infection diagnosed by a 16S rDNA clone

library analysis : a case report. BMC Ophthalmol, **14** : 142, 2014.
2) Hayashi Y, Eguchi H, Toibana T, et al : Polymicrobial sclerokeratitis caused by *Scedosporium apiospermun* and *Aspergillus cibarius*. Cornea, **33** : 875-877, 2014.
3) Suzuki T, Iihara H, Uno T, et al : Suture-related keratitis caused by *Corynebacterium macginleyi*. J Clin Microbiol, **45** : 3833-3836, 2007.
Summary　*Corynebacterium* 属が眼感染症の起炎菌になりうることを示した文献.

4) Bernard KA, Pacheco AL, Loomer C, et al : *Corynebacterium lowii* sp. nov. and *Corynebacterium oculi* sp. nov., derived from human clinical disease and an emended description of *Corynebacterium mastitidis*. Int J Syst Evol Microbiol, **66** : 2803-2812, 2016.
5) Hotta F, Eguchi H, Nishimura K, et al : A superinfection in the cornea caused by *Stemphylium*, *Acremonium*, and *α-Streptococcus*. Ann Clin Microbiol Antimicrob, 2017 **16** : 11 6(1) : 11. doi : 10.1186/s12941-017-0187-z.

FAX による注文・住所変更届け

改定：2015 年 1 月

毎度ご購読いただきましてありがとうございます．

読者の皆様方に小社の本をより確実にお届けさせていただくために，FAX でのご注文・住所変更届けを受けつけております．この機会に是非ご利用ください．

◎ご利用方法

FAX 専用注文書・住所変更届けは，そのまま切り離して FAX 用紙としてご利用ください．また，注文の場合手続き終了後，ご購入商品と郵便振替用紙を同封してお送りいたします．**代金が 5,000 円をこえる場合，代金引換便とさせて頂きます**．その他，申し込み・変更届けの方法は電話，郵便はがきも同様です．

◎代金引換について

本の代金が 5,000 円をこえる場合，代金引換とさせて頂きます．配達員が商品をお届けした際に，現金またはクレジットカード・デビットカードにて代金を配達員にお支払い下さい(本の代金＋消費税＋送料)．(※年間定期購読と同時に 5,000 円をこえるご注文を頂いた場合は代金引換とはなりません．郵便振替用紙を同封して発送いたします．代金後払いという形になります．送料は定期購読を含むご注文の場合は頂きません)

◎年間定期購読のお申し込みについて

年間定期購読は，1 年分を前金で頂いておりますため，代金引換とはなりません．郵便振替用紙を本と同封または別送いたします．送料無料，また何月号からでもお申込み頂けます．

毎年末，次年度定期購読のご案内をお送りいたしますので，定期購読更新のお手間が非常に少なく済みます．

◎住所変更届けについて

年間購読をお申し込みされております方は，その期間中お届け先が変更します際，必ずご連絡下さいますようよろしくお願い致します．

◎取消，変更について

取消，変更につきましては，お早めに FAX，お電話でお知らせ下さい．

返品は，原則として受けつけておりませんが，返品の場合の郵送料はお客様負担とさせていただきます．その際は必ず小社へご連絡ください．

◎ご送本について

ご送本につきましては，ご注文がありましてから約 1 週間前後とみていただきたいと思います．お急ぎの方は，ご注文の際にその旨をご記入ください．至急送らせていただきます．2〜3 日でお手元に届くように手配いたします．

◎個人情報の利用目的

お客様から収集させていただいた個人情報，ご注文情報は本サービスを提供する目的(本の発送，ご注文内容の確認，問い合わせに対しての回答等)以外には利用することはございません．

その他，ご不明な点は小社までご連絡ください．

株式会社 **全日本病院出版会**

〒113-0033 東京都文京区本郷 3-16-4-7 F
電話 03(5689)5989　FAX03(5689)8030　郵便振替口座 00160-9-58753

FAX 専用注文書 眼科1903

年　月　日

○印	MB　OCULISTA 5周年記念書籍	定価(税込8%)	冊数
	すぐに役立つ眼科日常診療のポイント —私はこうしている— 新刊	10,260 円	

(本書籍は定期購読には含まれておりません)

○印	MB　OCULISTA	定価(税込8%)	冊数
	2019年1月〜12月定期購読(No.70〜81：計12冊)(送料弊社負担)	41,040 円	
	2018年__月〜12月定期購読(〜No.69)(送料弊社負担)		
	No.60　進化するOCT活用術—基礎から最新まで— 増大号	5,400 円	
	No.48　眼科における薬物療法パーフェクトガイド 増大号	5,400 円	
	No.71　歪視の診断と治療	3,240 円	
	No.70　主訴から引く眼瞼疾患診療マニュアル	3,240 円	
	No.69　IT・AI 未来眼科学	3,240 円	
	No.68　眼科医のための糖尿病トータルガイド	3,240 円	
	No.67　老視のすべて	3,240 円	
	No.66　もっと知りたいオルソケラトロジー	3,240 円	
	バックナンバー (号数と冊数をご記入ください)　　No.		

○印	書籍・雑誌名	定価(税込8%)	冊数
	実践アトラス 美容外科注入治療 改訂第2版	9,720 円	
	イラストからすぐに選ぶ 漢方エキス製剤処方ガイド	5,940 円	
	化粧医学—リハビリメイクの心理と実践—	4,860 円	
	ここからスタート！眼形成手術の基本手技	8,100 円	
	Non-Surgical 美容医療超実践講座	15,120 円	
	ここからスタート！ 睡眠医療を知る—睡眠認定医の考え方—	4,860 円	
	超アトラス 眼瞼手術—眼科・形成外科の考えるポイント— 増刷	10,584 円	
	PEPARS No.139 義眼床再建マニュアル	3,240 円	

お名前	フリガナ　　　　　　　　　　　　　　　　㊞	診療科
ご送付先	〒　　－　　　　　　　　　　　　　□自宅　　□お勤め先	
電話番号		□自宅 □お勤め先

バックナンバー・書籍合計
5,000円以上のご注文
は代金引換発送になります

—お問い合わせ先—
㈱全日本病院出版会営業部
電話　03(5689)5989

FAX　03(5689)8030

全日本病院出版会行

FAX 03-5689-8030

年　月　日

住 所 変 更 届 け

お 名 前	フリガナ
お客様番号	毎回お送りしています封筒のお名前の右上に印字されております8ケタの番号をご記入下さい。
新お届け先	〒　　　　都 道 　　　　　府 県
新電話番号	（　　　　　）
変更日付	年　　月　　日より　　　　　月号より
旧お届け先	〒

※ 年間購読を注文されております雑誌・書籍名に✓を付けて下さい。

☐ Monthly Book Orthopaedics （月刊誌）
☐ Monthly Book Derma.（月刊誌）
☐ 整形外科最小侵襲手術ジャーナル（季刊誌）
☐ Monthly Book Medical Rehabilitation （月刊誌）
☐ Monthly Book ENTONI （月刊誌）
☐ PEPARS（月刊誌）
☐ Monthly Book OCULISTA（月刊誌）

FAX 03-5689-8030

全日本病院出版会行

Monthly Book OCULISTA バックナンバー一覧

2019.3. 現在

通常号 3,000 円＋税　　増大号 5,000 円＋税

2014 年

No. 10　黄斑円孔・上膜の病態と治療　　編／門之園一明
No. 11　視野検査 update　　編／松本長太
No. 12　眼形成のコツ　　編／矢部比呂夫
No. 13　視神経症のよりよい診療　　編／三村　治
No. 14　最新 コンタクトレンズ処方の実際と注意点
　　編／前田直之
No. 15　これから始める ロービジョン外来ポイント
　　アドバイス　　編／佐渡一成・仲泊　聡
No. 16　結膜・前眼部小手術 徹底ガイド
　　編／志和利彦・小早川信一郎
No. 17　高齢者の緑内障診療のポイント　　編／山本哲也
No. 18　Up to date 加齢黄斑変性　　編／髙橋寛二
No. 19　眼科外来標準検査 実践マニュアル　　編／白木邦彦
No. 20　網膜電図 (ERG) を使いこなす　　編／山本修一
No. 21　屈折矯正 newest―保存療法と手術の比較―
　　編／根岸一乃

2015 年

No. 22　眼症状から探る症候群　　編／村田敏規
No. 23　ポイント解説 眼鏡処方の実際　　編／長谷部聡
No. 24　眼科アレルギー診療　　編／福島敦樹
No. 25　斜視診療のコツ　　編／佐藤美保
No. 26　角膜移植術の最先端と適応　　編／妹尾　正
No. 27　流出路再建術の適応と比較　　編／福地健郎
No. 28　小児眼科医療のコツと注意点　　編／東　範行
No. 29　乱視の診療 update　　編／林　研
No. 30　眼科医のための心身医学　　編／若倉雅登
No. 31　ドライアイの多角的アプローチ　　編／高橋　浩
No. 32　眼循環と眼病変　　編／池田恒彦
No. 33　眼内レンズのポイントと合併症対策
　　編／清水公也

2016 年

No. 34　眼底自発蛍光フル活用　　編／安川　力
No. 35　涙道診療 ABC　　編／宮崎千歌
No. 36　病的近視の治療 最前線　　編／大野京子
No. 37　見逃してはいけない ぶどう膜炎の診療ガイド
　　編／竹内　大
No. 38　術後感染症対策マニュアル　　編／鈴木　崇
No. 39　網膜剝離の診療プラクティス　　編／北岡　隆
No. 40　発達障害者(児)の眼科診療　　編／田淵昭雄
No. 41　網膜硝子体疾患の薬物療法―どこまでできるか？―
　　編／岡田アナベルあやめ
No. 42　眼科手術後再発への対応　　編／石井　清
No. 43　色覚異常の診療ガイド　　編／市川一夫
No. 44　眼科医のための救急マニュアル　　編／高橋春男
No. 45　How to 水晶体再建　　編／鈴木久晴

2017 年

No. 46　見えるわかる 細隙灯顕微鏡検査　　編／山田昌和
No. 47　眼科外来 日帰り手術の実際　　編／竹内　忍
No. 48　眼科における薬物療法パーフェクトガイド 増大
　　編／堀　裕一
No. 49　クローズアップ！交通眼科　　編／近藤寛之
No. 50　眼科で見つける！全身疾患　　編／平塚義宗
No. 51　酸化ストレスと眼　　編／大平明弘
No. 52　初診外来担当医に知っておいてほしい眼窩疾患
　　編／野田実香
No. 53　複視を診たらどうするか　　編／加島陽二
No. 54　実践 黄斑浮腫の診療　　編／大谷倫裕
No. 55　緑内障診療に役立つ検査ノウハウ　　編／中野　匡
No. 56　こんなときどうする 眼外傷　　編／太田俊彦
No. 57　臨床に直結する眼病理　　編／小幡博人

2018 年

No. 58　スポーツ眼科 A to Z　　編／枝川　宏
No. 59　角膜潰瘍の診かた・治しかた　　編／白石　敦
No. 60　進化する OCT 活用術―基礎から最新まで― 増大
　　編／辻川明孝
No. 61　イチからはじめる神経眼科診療　　編／敷島敬悟
No. 62　実践！白内障難症例手術に挑む
　　編／徳田芳浩・松島博之
No. 63　これでわかる眼内レンズ度数決定のコツ
　　編／須藤史子
No. 64　日常診療で役立つ眼光学の知識　　編／川守田拓志
No. 65　結膜疾患の診断と治療実践ガイド　　編／横井則彦
No. 66　もっと知りたいオルソケラトロジー　　編／吉野健一
No. 67　老視のすべて　　編／神谷和孝
No. 68　眼科医のための糖尿病トータルガイド
　　編／馬場園哲也・北野滋彦
No. 69　IT・AI 未来眼科学　　編／吉冨健志

2019 年

No. 70　主訴から引く眼瞼疾患診療マニュアル
　　編／根本裕次
No. 71　歪視の診断と治療　　編／今村　裕

No. 10 以前のバックナンバー，各目次等の詳しい内容は
ホームページ(www.zenniti.com)をご覧ください．

次号予告（4月号）	掲載広告一覧
	興和 20

これでわかる自己免疫性眼疾患

編集企画／日本医科大学教授　　堀　　純子

シェーグレン症候群と GVHD……………清水　映輔ほか
眼類天疱瘡と SJS………………………駒井清太郎ほか
特発性周辺部角膜潰瘍（モーレン潰瘍）と
　　リウマチ性角膜潰瘍…………堀　　裕一
IgG4 関連眼疾患…………………………臼井　嘉彦
甲状腺眼症…………………………………井上　立州
自己免疫疾患と強膜炎…………………武田　彩佳ほか
自己免疫疾患・膠原病関連ぶどう膜炎……楠原仙太郎
Vogt-小柳-原田病と交感性眼炎…………高瀬　　博
癌関連網膜症……………………………日景　史人ほか
自己免疫性視神経炎……………………山上　明子

編集主幹：村上　晶　順天堂大学教授	No. 72　編集企画：
高橋　浩　日本医科大学教授	江口　洋　近畿大学准教授

Monthly Book OCULISTA　No. 72

2019 年 3 月 15 日発行（毎月 15 日発行）
　　定価は表紙に表示してあります.
　　　　　　Printed in Japan

発行者　　末　定　広　光
発行所　　株式会社　**全日本病院出版会**
〒 113-0033 東京都文京区本郷 3 丁目 16 番 4 号 7 階
　　　　　電話　(03)5689-5989　Fax　(03)5689-8030
　　　　　郵便振替口座 00160-9-58753
印刷・製本　三報社印刷株式会社　　電話　(03)3637-0005
広告取扱店　㈱メディカルブレーン　電話　(03)3814-5980

© ZEN・NIHONBYOIN・SHUPPANKAI, 2019

・本誌に掲載する著作物の複製権・翻訳権・上映権・譲渡権・公衆送信権（送信可能化権を含む）は株式会社
　全日本病院出版会が保有します.
・ JCOPY ＜(社)出版者著作権管理機構　委託出版物＞
　本誌の無断複写は著作権法上での例外を除き禁じられています. 複写される場合は,そのつど事前に,(社)出版
　者著作権管理機構（電話 03-5244-5088, FAX 03-5244-5089, e-mail: info@jcopy.or.jp）の許諾を得てください.
・本誌をスキャン, デジタルデータ化することは複製に当たり, 著作権法上の例外を除き違法です. 代行業者等の
　第三者に依頼して同行為をすることも認められておりません.